Linda Bel hadj kacem
Basma Ben Barka

Gestão dos riscos e biossegurança

Linda Bel hadj kacem
Basma Ben Barka

Gestão dos riscos e biossegurança

no laboratório de anatomia patológica e citologia

ScienciaScripts

Cover image: www.ingimage.com

This book is a translation from the original published under ISBN 978-620-6-71959-5.

Publisher:
Sciencia Scripts
is a trademark of
Dodo Books Indian Ocean Ltd. and OmniScriptum S.R.L publishing group

120 High Road, East Finchley, London, N2 9ED, United Kingdom
Str. Armeneasca 28/1, office 1, Chisinau MD-2012, Republic of Moldova, Europe
Printed at: see last page
ISBN: 978-620-8-25744-6

ÍNDICE DE CONTEÚDOS

INTRODUÇÃO

A anatomia patológica e a citologia (ACP) são especialidades médicas que analisam morfologicamente os tecidos e as células, utilizando técnicas macroscópicas, histopatológicas ou citológicas normalizadas. O laboratório de ACP desempenha um papel essencial no diagnóstico, no prognóstico e no acompanhamento dos cancros e de outras afecções patológicas (Émile et al., 2012).

No entanto, apesar do progresso tecnológico e da disponibilidade de equipamento automatizado, as actividades de PCR dependem de métodos manuais. As práticas quotidianas no laboratório caracterizam-se pela manipulação de agentes de risco infecciosos (tecidos frescos) e pela utilização extensiva de produtos químicos, nomeadamente formalina, o que expõe o pessoal do laboratório a riscos químicos, biológicos e físicos em todas as fases da gestão das amostras (Ordre professionnel des technologistes médicaux du Québec, 2014). Atualmente, a implementação de um sistema de gestão de riscos no laboratório de PCR é um procedimento crucial para melhorar a biossegurança no laboratório, começando pela identificação e compreensão dos perigos até à implementação de medidas de biossegurança que dizem respeito à saúde do pessoal e também à segurança do ambiente de trabalho. Então, como é efectuada a gestão de riscos? (OMS, 2006).

O objetivo do nosso trabalho é determinar os diferentes tipos de risco no laboratório de PCR do hospital de Tunes, a fim de implementar acções corretivas e medidas preventivas, adoptando o método 5M para compreender os riscos e o método 5S para implementar medidas de biossegurança.

RESUMO BIBLIOGRÁFICO

I. ANATOMIA LABORATORIAL E CITOLOGIA

I.1-Definição de anatomia patológica e citologia

A PCR é uma disciplina médica que estuda as alterações morfológicas dos tecidos ou das células com base numa análise semiológica, comparando tecidos ou células patológicos com tecidos normais em correlação com dados clínicos (Émile et al., 2012). O exame de PCR pode ser um exame extemporâneo de amostras frescas para análise rápida no momento da cirurgia, a fim de obter a opinião do patologista anatómico para orientação, confirmação diagnóstica ou uma avaliação da qualidade da excisão, a fim de possivelmente modificar o procedimento cirúrgico e orientar esta operação (INRS, 2013).

O exame histológico é efectuado em tecidos fixados com formalina, desidratados, incluídos em parafina, depois cortados e corados com um corante padrão (hematoxilina e eosina) e analisados por observação microscópica (INRS, 2013).

As amostras citológicas são espalhadas em lâminas, fixadas com álcool e coradas com vários corantes especiais (Papanicolaou, Giemsa, Ziehl Nelson, Rouge Congo, etc.), dependendo da natureza das células (Émile et al., 2012).

I.2- Papel e missões do laboratório

O laboratório de PCR tem três funções principais:

- Diagnóstico: trata-se de analisar as lesões e de descrever a morfologia dos tecidos ou das amostras citológicas por exame macroscópico e microscópico para confirmar um diagnóstico ou propor uma hipótese de diagnóstico (Émile et al., 2012) (INRS, 2013).
- Prognóstico: esta função está ligada às patologias tumorais, determinando os principais factores de prognóstico, como a infiltração, o grau, o estádio pTNM e a dissecção dos gânglios linfáticos (Émile et al., 2012).
- Avaliar uma abordagem terapêutica: determinar uma terapia orientada eficaz através do estudo de factores teranósticos (Her2neu, receptores hormonais, etc.) como a expressão de marcadores tumorais (Émile et al, 2012).

I.3- Gestão de amostras de anatomia patológica e de citologia :

Ao chegar ao laboratório, a amostra passa por várias etapas até à validação do resultado histológico ou citológico. Fixação: imediatamente após a colheita, a amostra deve ser fixada em formalina tamponada a 10% para fixar o tecido e evitar a autólise celular.

Estudo macroscópico: esta fase é efectuada por um patologista. Consiste num exame macroscópico (tamanho, cor e aspeto) da amostra e na sua dissecção com um bisturi para formar cassetes.

Para amostras rígidas (osso ou cartilagem), a amostra deve ser descalcificada com um ácido. Circulação automatizada: o tecido deve ser tratado para eliminar a água livre. Esta fase é geralmente automatizada, passando o tecido por vários produtos químicos, como a formalina, o álcool e o xileno, para o fixar melhor, desidratar e, finalmente, impregnar com uma pequena quantidade de parafina líquida.

Parafinagem: depois de desidratado, o tecido é embebido em parafina líquida para formar um suporte sob a forma de um bloco de parafina.

Microtomia: utilizando um micrótomo equipado com uma lâmina afiada, são cortadas manualmente secções de tecido com 3µm e colocadas em lâminas num banho de água.

Coloração padrão de hematoxilina e eosina (HE): esta é uma coloração de rotina que destaca o núcleo e as estruturas do tecido.

Montagem das lâminas: uma vez coradas, as lâminas são cobertas com uma lamela utilizando o Eukitt.

Leitura dos resultados: as lâminas são lidas num microscópio ótico por um patologista para estabelecer um diagnóstico.

Elaboração de relatórios: o relatório PCR inclui os resultados dos exames macroscópicos e microscópicos e quaisquer análises adicionais.

Armazenamento: a peça sobressalente deve ser armazenada numa embalagem adequada e em armários ventilados.

Para garantir a integridade das lâminas e blocos de parafina, estes devem ser arquivados e armazenados em condições adequadas, com a temperatura e humidade corretas (Ordre professionnel des technologistes médicaux du Québec, 2014).

Eliminação dos resíduos: os resíduos produzidos no ACP devem ser selecionados e classificados. em :

- Resíduos semelhantes aos resíduos domésticos.
- Resíduos de actividades de cuidados de saúde de alto risco

Os resíduos domésticos e similares são recolhidos em sacos pretos e eliminados pelos serviços municipais, sendo a principal opção a deposição em aterros controlados. Os resíduos perigosos devem ser eliminados através de um canal específico.
Esta segunda categoria de resíduos deve, por sua vez, ser dividida em :

- Resíduos tóxicos ou químicos
- Resíduos anatómicos ou infecciosos de risco
- Resíduos cortantes

Cada categoria de resíduos perigosos deve ser eliminada através de um canal específico.

Os resíduos químicos, principalmente solventes e ácidos usados, são recolhidos em sacos vermelhos e os produtos reactivos não devem ser misturados (por exemplo, solventes, ácidos, etc.).

Quanto mais misturados estiverem os resíduos, mais cara será a sua destruição. Finalmente, os resíduos são enviados para um centro de eliminação autorizado e submetidos a um tratamento físico-químico.

Os resíduos de risco infecioso devem ser recolhidos em sacos amarelos antes de serem eliminados (ANGED, 2012).

As partes anatómicas são eliminadas por enterramento.

Os resíduos cortantes devem ser recolhidos em caixas de plástico sólidas e eliminados por empresas especializadas. Estes resíduos perigosos devem ser eliminados através de um canal específico (Ordre professionnel des technologistes médicaux du Québec, 2014).

II. OS DIFERENTES RISCOS NUM LABORATÓRIO DE ANATOMIA E CITOLOGIA PATOLÓGICA

II.1-Definição de risco

De acordo com a norma ISO 31000, um risco é um efeito da incerteza dos objectivos, geralmente expresso em termos de fontes de risco, acontecimentos e respectivas consequências (ISO.org,a). A OMS define o risco como a probabilidade ou possibilidade de um acontecimento indesejável causar danos (OMS, 2006).

II.1.a-Riscos químicos

Os riscos químicos no laboratório de PCR dizem respeito a todas as substâncias químicas habitualmente utilizadas na prática quotidiana da patologia e que provocam efeitos nocivos a curto e a longo prazo nos profissionais expostos (Costa et al., 2008).

Figura 1: Logótipo de perigo químico (INRS, 2013)

II.1.a.1-Formol

O formaldeído é um composto orgânico pertencente à família dos aldeídos. É tradicionalmente utilizado como fixador de tecidos no laboratório de PCR devido ao seu baixo custo e preservação efectiva (Costa et al., 2008).

A Agência Internacional de Investigação do Cancro (IARC) classificou a formalina como um agente cancerígeno, sendo um fator potencial no desenvolvimento do cancro da nasofaringe e da leucemia mieloide. Estudos demonstraram o efeito tóxico da exposição à formalina, que provoca irritações cutâneas como a dermatite e irritações oculares, bem como outros problemas respiratórios como a asma (Joshi et al., 2017).

Provoca também dores de cabeça, neurotoxicidade, aberrações cromossómicas e danos no ADN.

Nas mulheres grávidas, pode causar degenerescência congénita do feto. A frequência de exposição à formalina difere de acordo com a atividade do pessoal, sendo as áreas onde as amostras são dissecadas as que apresentam maior nível de exposição, aproximadamente 0,6 e 1,3 ppm (d'Ettorre et al., 2017). O limite de exposição à formalina é de 0,3 ppm durante 8 horas (d'Ettorre et al., 2017).

II.1.a.2- Xileno

É um composto químico pertencente à família dos hidrocarbonetos aromáticos utilizado no laboratório ACP no tratamento de tecidos com o autómato "technicon", coloração e edição (Andrion e Pira, 1994). Trata-se de um produto altamente inflamável, nocivo por inalação, contacto com a pele e com os olhos (Joshi et al, 2017). A exposição a curto e longo prazo provoca náuseas, tonturas, vómitos, anorexia e dores abdominais, bem como excitação, sonolência, depressão do sistema nervoso central e perturbações respiratórias (Joshi et al., 2017).

II.1.a.3-Álcool

Composto orgânico pertencente ao grupo hidroxilo utilizado no laboratório de PCR para hidratar e desidratar tecidos, também utilizado como fixador em citologia (INRS, 2013).
A exposição crónica a doses elevadas de álcool provoca pele seca e dermatite irritante (INRS, 2013).

II.1.a.4-Produtos de coloração

Os corantes utilizados na ACP são aminas aromáticas, que são tóxicas consoante a concentração de cada substância e o tempo de exposição a cada corante (INRS, 2013). Alguns corantes, como a eosina, não são tóxicos, mas outros, como o Vermelho Congo e o Fushin, são considerados carcinogénicos por acumulação. O monóxido de mercúrio utilizado na hematoxilina de Harris é altamente tóxico (INRS, 2013).

II.1.a.5-Soluções descalcificantes

Os produtos de descalcificação são normalmente utilizados no laboratório de PCR em amostras de osso e cartilagem, o que facilita o corte em micrótomo (INRS, 2013). Os descalcificantes mais utilizados são o ácido nítrico, o ácido acético, o ácido férrico e o ácido clorídrico. Todos os ácidos têm propriedades corrosivas que causam lesões mucocutâneas graves e lesões oculares graves. Além disso, estes produtos são altamente inflamáveis e combustíveis, e alguns dos ácidos são tóxicos, mutagénicos e sensibilizantes (INRS, 2013).

II.2.b- Riscos físicos

No laboratório de PCR, o pessoal está exposto a vários tipos de riscos físicos, tais como lesões, riscos de incêndio, riscos de equipamento e perturbações músculo-esqueléticas e visuais (Andrion e Pira, 1994).

Figura 2: Logótipo de um risco físico (INRS, 2013)

II.2.b.1-Lesão

As lesões são comuns no laboratório de PCR, e os estudos demonstraram que os cortes, as lacerações provocadas por ferramentas afiadas e as picadas de agulha são um perigo comum na prática da patologia. De facto, a macroscopia é a atividade mais arriscada, com 82% dos patologistas a relatarem pelo menos uma lesão na sua carreira na dissecção de amostras, onde as mãos estão mais expostas (Fritzsche et al., 2012).
Os técnicos também estão expostos ao risco de ferimentos quando mudam as lâminas afiadas do micrótomo, mas este risco é menos frequente (Adyanthaya e Jose, 2013).

II.2.b.2-Incêndio

O risco de incêndio no laboratório de PCR está associado à utilização de vários produtos químicos combustíveis e inflamáveis, bem como de equipamentos que apresentam uma fonte de calor e uma fonte de faíscas (INRS, 2013). A parafina é um material combustível que aumenta o risco de incêndio na presença de uma fonte inflamável. O formaldeído, o tolueno, o xileno e o etanol são altamente inflamáveis a temperaturas superiores a 37°C. A presença destes produtos com uma fonte de faísca ou de calor é suficiente para provocar um incêndio (Adyanthaya e Jose, 2013).

I.2.b.3-Choque elétrico

O risco de choque elétrico está relacionado com o equipamento e os PLC utilizados no laboratório de PCR que estão eletricamente sob tensão podem causar problemas eléctricos, tais como fugas de corrente (Joshi et al., 2017).

II.2.b.4-Problemas ergonómicos

II.2.b.4.1- Afecções músculo-esqueléticas

Estas perturbações estão associadas à utilização do microscópio pelos patologistas; de facto, um estudo mostrou que 3/4 dos patologistas suíços sofrem de problemas músculo-esqueléticos no pescoço e nos ombros (Fritzsche et al., 2012).

II.2.b.4.2- Problemas de visão

Os problemas visuais são muito comuns entre o pessoal dos laboratórios de PCR, sendo que 89% dos patologistas que utilizam o microscópio sofrem de miopia (Fritzsche et al., 2012).

II.2.c-Riscos biológicos

Os riscos biológicos no laboratório de PCR dizem respeito principalmente a amostras frescas não fixadas, uma vez que o tecido fixado não apresenta um risco biológico, pois o fixador desactiva os microrganismos (Andrion e Pira, 1994). O exame extemporâneo é a atividade mais arriscada, uma vez que o pessoal está exposto a tecidos não fixados ou a outros fluidos biológicos por contacto ou inalação. O risco biológico existe também durante a receção e eliminação de tecidos frescos (Andrion e Pira, 1994).

Figura 3: Logótipo do risco biológico (INRS, 2013)

Os agentes infecciosos transmissíveis mais comuns no laboratório de PCR são : Tuberculose: A contaminação por tuberculose é um risco potencial para patologistas e técnicos, particularmente os que trabalham em citologia e citopunctura, bem como em exames extemporâneos, a contaminação ocorre através do contacto ao dissecar tecido fresco ou ao manusear fluido citológico (Adyanthaya e Jose, 2013).

Hepatite B: A infeção por hepatite B é também conhecida como um risco para os trabalhadores dos ACP, sendo as feridas provocadas por ferramentas cortantes e as gotículas oculares as principais vias de contaminação (Adyanthaya e Jose, 2013). VIH: Trata-se de um vírus que pode ser transmitido acidentalmente ao pessoal durante a manipulação de tecidos frescos ou outros fluidos biológicos infectados, através do contacto mucocutâneo, mas o risco de contaminação é baixo, rondando os 0,3% (Adyanthaya e Jose, 2013).

III. GESTÃO DOS RISCOS NUM LABORATÓRIO DE ANATOMIA E CITOLOGIA PATOLÓGICA

III.1 Norma ISO 31000: Gestão de riscos

A norma ISO 31000, desenvolvida pelo comité técnico ISO/TC262, é um conjunto de orientações para ajudar as organizações a identificar e mitigar eficazmente o risco. A ISO 31000 foi desenvolvida em 2 edições, a primeira em 2009 e a 2ª em 2018, que é mais estratégica e enfatiza o envolvimento da direção na gestão do risco dentro da organização (iso.org,a).

III.1.a-Definição de gestão de riscos

Segundo a ISO 31000, é o conjunto de actividades coordenadas num processo bem definido que permite identificar e avaliar os riscos com o objetivo de controlar e minimizar os riscos ocorridos (iso.org,a).

III.1.b-Objetivo da norma ISO 31000

A norma ISO 31000 permite que as organizações e os trabalhadores desenvolvam uma cultura de gestão do risco e reforcem os seus conhecimentos em matéria de gestão do risco. Esta norma ajuda a pôr em prática um sistema e uma estratégia de gestão do risco que ajuda a responder eficaz e rapidamente a um risco (iso.org,a).

III.1.c-Princípios da norma ISO31000

A ISO 31000 baseia-se em 8 princípios:

1- Integrada: a gestão do risco faz parte das actividades da organização e da responsabilidade da direção.

2- Estruturada e abrangente: a gestão do risco deve ser estruturada com uma diretriz e todo o pessoal deve ser envolvido.

3- Adaptado: a gestão do risco não é uma abordagem única; deve ser adaptada às actividades, objectivos e ambiente da organização.

4- Inclusivo: todas as partes interessadas devem ser incluídas no processo de gestão do risco.

5- Dinâmica: a gestão do risco deve ser reactiva e antecipatória à mudança.

6- Melhores informações disponíveis: todas as informações devem ser conhecidas e disponibilizadas.

7- Factores humanos e culturais: a gestão do risco é influenciada pelo comportamento humano.

8- Melhoria contínua: a gestão do risco incentiva a melhoria contínua. (iso.org,a)

III.1.d-Processos de gestão de riscos

Identificar os riscos: descrever os eventos, os riscos, as fontes, as causas e as consequências. Analisar os riscos: determinar a natureza do risco, o nível de exposição, a probabilidade e os cenários possíveis. Avaliar os riscos: comparar os resultados da análise com os critérios de risco e determinar as medidas necessárias. Lidar com os riscos: elaborar e implementar um plano de ação. (iso.org,a)

III.2-5M método

O método 5M, também conhecido como diagrama de Ishikawa, é um método desenvolvido em 1962 pelo engenheiro japonês e especialista em controlo de qualidade Kaoru Ishikawa. A estrutura do diagrama assemelha-se ao esqueleto de um peixe, com as costelas a representar as causas deum problema e a cabeça a mostrar o efeito (Geradus, 2020):

- Ambiente: posto de trabalho e meio envolvente.

- Método: procedimentos e técnicas de trabalho.

- Mão de obra: pessoal em termos de qualificações e competências.

- Materiais: equipamento de trabalho.

- Material: o material utilizado no posto de trabalho.

O método 5M é útil na gestão do risco, permitindo uma avaliação pormenorizada de um risco provável (Harzli, 2021).

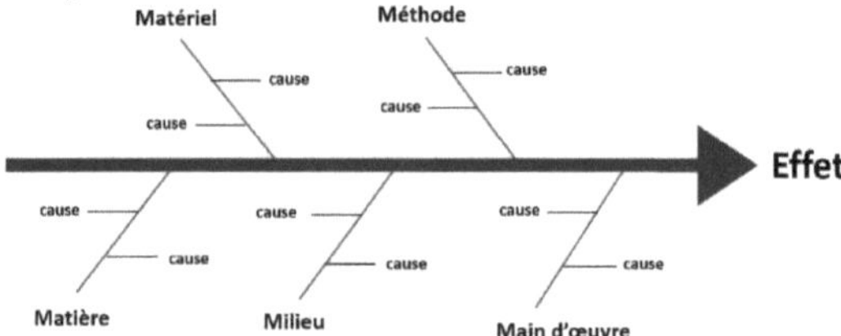

Figura 4: Estrutura do diagrama de Ishikawa modificada de (Geradus, 2020)

IV. BIOSSEGURANÇA NUM LABORATÓRIO DE ANATOMIA E PATOLOGIA

IV.1-Definição

De acordo com a norma ISO 35001, é o conjunto de práticas e controlos concebidos para reduzir o risco de exposição ou libertação não intencional de um material biológico ou outro material utilizado no laboratório (Iso.org,b).

De acordo com a OMS, a biossegurança num laboratório é o conjunto de princípios e práticas de confinamento que impedem a exposição involuntária a agentes patogénicos ou tóxicos ou a sua libertação acidental (OMS, 2006).

IV.2-Princípio

A biossegurança baseia-se na presença dos seguintes elementos de proteção do pessoal e do ambiente: Medidas de proteção individual: o pessoal do laboratório deve usar equipamento de proteção adequado à sua função no laboratório (OMS, 2006). Medidas de proteção colectiva: o laboratório deve estar equipado com equipamentos e materiais que garantam a segurança do ambiente (OMS, 2006).

IV.3-Objetivo

A biossegurança permite :

✓Assegurar a saúde e a segurança do pessoal do laboratório.

✓Garantir a segurança ambiental no laboratório.

✓Minimizar a exposição aos riscos no laboratório.

✓Melhoria das condições de trabalho e da produtividade no laboratório. (OMS, 2006)

IV.4 - Norma ISO 35001: Sistema de gestão de riscos biológicos em laboratório

A norma ISO 35001, publicada em dezembro de 2019, baseia-se em normas de gestão da saúde e segurança no trabalho e centra-se na natureza específica da gestão de riscos biológicos em laboratórios (ISO.org,b). Esta norma representa o processo e o enquadramento para uma gestão eficaz da biossegurança, assegurando a segurança do pessoal e garantindo a fiabilidade dos resultados. O sistema de gestão do risco biológico baseia-se no processo de identificação, avaliação, controlo e gestão dos riscos biológicos ou outros riscos associados ao laboratório (ISO.org,b).

Método IV.5-5S

IV.5.a-Descrição geral do método

O método 5S é um método japonês desenvolvido por Tahich Ohno em 1991 nos locais de produção da Toyota (ASQ, 2009). É um método de organização do local de trabalho, proporcionando um ambiente de trabalho limpo, bem organizado e seguro para reduzir o desperdício e otimizar a produtividade (ASQ, 2009). 5S deriva das seguintes 5 palavras japonesas:

Tabela I: As 5 acções do método 5S

Palavras japonesas	Tradução	palavra francesa	Explicação
Seiri	Eliminar	Eliminar	Separe as ferramentas necessárias das desnecessárias. eliminado
Seiton	Guarda-florestal	Visitar	Organizar, ordenar e arquivar ferramentas e equipamentos Os materiais para facilitar a sua utilização
Seiso	Limpo	Cintilar	Limpar o espaço de trabalho e manter o equipamento limpo e bem conservado
Seiketsu	Normalizar	Normalizar	Estabelecer e planear as regras a seguir diário
Shituke	Respeito	Seguir	Seguir e respeitar os primeiros 4 S

Pode ser acrescentado um sexto S, "Segurança", mas este não é um passo sequencial, deve ser considerado ao longo dos 5S apresentados na figura seguinte. A segurança deve ser tanto um meio como um fim dos 5S (ASQ, 2009).

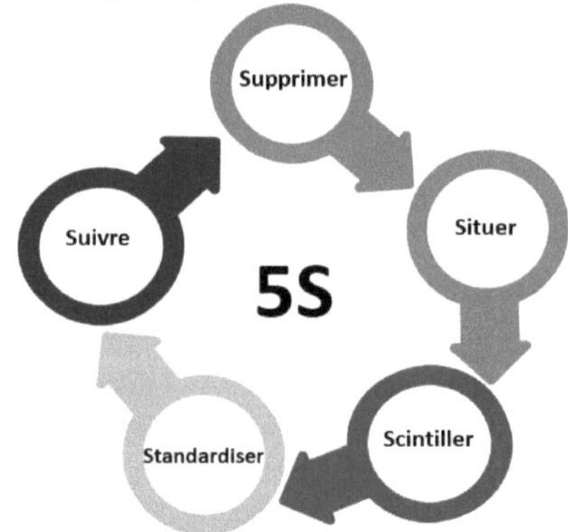

Figura 5: As 5 acções do método 5S (ASQ, 2009)

IV.5.b-Aplicação do 5S no laboratório de PCR

O método 5S pode ser aplicado a qualquer espaço de trabalho, incluindo o laboratório de PCR, um local de trabalho que requer um método para o organizar. A aplicação deste método no laboratório de PCR melhora a qualidade do trabalho através de uma melhor disponibilidade do equipamento e de um espaço de trabalho limpo e bem organizado, o que aumenta a produtividade (ASQ, 2009). Este método é importante em termos de segurança, reduzindo as fontes de risco e oferecendo condições de trabalho mais confortáveis (Drillaud et al., 2016).

IV.6-Medidas de prevenção no laboratório de PCR

Foram identificados vários tipos de risco no laboratório de PCR, o que significa que é necessário implementar um sistema de biossegurança para minimizar os riscos através de várias recomendações individuais, colectivas e organizacionais (INRS, 2013). Medidas de proteção individual: para proteger a saúde de cada colaborador, estas medidas incluem equipamentos de proteção individual, tais como camisola impermeável, manga descartável, óculos de proteção ou viseira, luvas adaptadas a cada atividade (látex, nitrilo, resistentes ao corte), sapatos de proteção, calos, máscara (cirúrgica, FFP2, filtro químico), bem como a higiene pessoal, essencialmente a lavagem das mãos antes e depois de cada atividade (Lisa, 2017).Foi recomendada a vigilância médica, incluindo a vacinação (Adyanthaya e Jose, 2013). Medidas de proteção colectiva: para proteger o ambiente e todo o pessoal. Estas medidas consistem essencialmente na presença de um sistema de ventilação para reduzir o risco de exposição a agentes químicos por inalação, bem como na presença de uma hotte de extração de produtos químicos, de uma cabina de segurança microbiológica e de armários ventilados para o armazenamento de amostras (Lisa, 2017). A conservação e a manutenção preventiva do equipamento são quase essenciais para a segurança do pessoal contra os riscos relacionados com a eletricidade (Adyanthaya e Jose, 2013). A formação regular do pessoal deve ser integrada no plano de actividades do laboratório, para assegurar que a equipa de trabalho está consciente dos vários riscos possíveis no laboratório, para garantir o cumprimento das práticas de segurança e a adaptação às recomendações, bem como a implementação de acções corretivas e de gestão em caso de exposição aos vários riscos (Adyanthaya e Jose, 2013). A instalação de disjuntores diferenciais (ELCB) protege os equipamentos e, consequentemente, o pessoal. Em caso de fuga de eletricidade, os disjuntores cortam automaticamente a corrente (Adyanthaya e Jose, 2013).

Medidas preventivas organizacionais: Estas medidas protegem os trabalhadores e o ambiente ao mesmo tempo.
As recomendações referem-se principalmente à arquitetura do laboratório:

-As actividades devem ser separadas em locais diferentes (INRS, 2013).

-O acesso deve ser limitado ao pessoal do serviço (INRS, 2013).

-Os produtos químicos devem ser armazenados em locais apropriados, respeitando a temperatura de armazenamento (INRS, 2013).
-Cada produto químico deve ser rotulado com o seu nome, advertências de perigo e procedimentos de segurança (INRS, 2013).
-Separar os produtos químicos dos produtos inflamáveis ou das máquinas automáticas que podem ser uma fonte de calor (INRS, 2013).
Recomenda-se a presença de sinalização no laboratório; esta sinalização inclui actividades proibidas (beber, comer, fumar) e recomendações de biossegurança (medidas individuais de prevenção) (INRS, 2013).

A triagem dos resíduos é uma etapa essencial para minimizar os riscos, pelo que os resíduos comuns devem ser separados dos resíduos que representam um risco químico, biológico ou físico (INRS, 2013).

OBJECTIVO DO ESTUDO

O objetivo do nosso trabalho é :

- Identificação de possíveis riscos no laboratório de PCR
- Avaliar as medidas de biossegurança no laboratório
- Implementar acções corretivas e preventivas

MATERIAIS E MÉTODOS

I. MATERIAL

I.1-Critérios de inclusão

O nosso estudo tem em conta todas as actividades do laboratório de PCR do hospital de Tunes e todo o pessoal que trabalha durante o período de fevereiro a maio de 2023.

I.2-Critérios de exclusão

O nosso estudo exclui os riscos associados à unidade de biologia molecular, uma vez que se trata de uma atividade limitada, não específica do laboratório de PCR.
Excluímos também o pessoal não permanente.

I.3 - Instalações e pessoal

I-3-a-Pessoal :

O pessoal do laboratório está distribuído da seguinte forma:

- 5 médicos e 6 residentes
- 7 técnicos
- 3 secretários
- 3 investigadores
- 2 recepcionistas
- Um trabalhador

O organigrama do pessoal é apresentado na figura seguinte

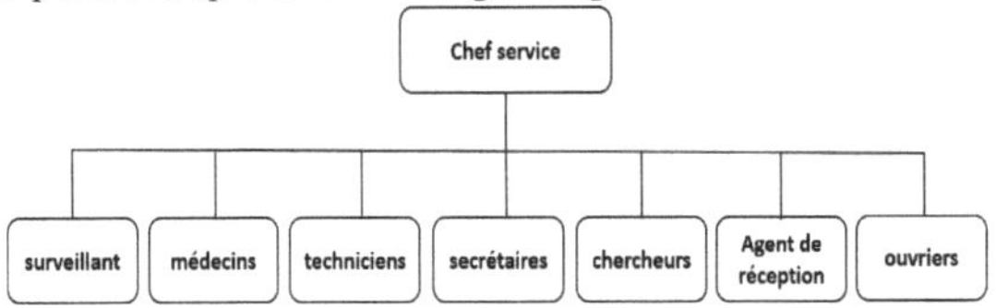

Figura 6: Organigrama do pessoal do laboratório

I.3.b- Instalações: arquitetura

O laboratório ACP é composto por unidades técnicas e unidades administrativas, tal como ilustrado na figura seguinte:

- Sala de receção: n°1
- Sala de macroscopia: n°2
- Sala técnica: n°3
- Sala de colorir: n°4
- Consultórios médicos: n° 10, 14, 18, 19
- Sala do pessoal: n°12
- Sala de citopunctura: n°13
- Secretariado: n°11
- Gabinete do diretor: não. 5
- Gabinete do chefe de departamento: n.º 15
- Sala de imunohistoquímica: n°6
- Sala de biologia molecular: n°8,9
- Sala de arquivo: n°16
- Casa de banho: n°7
- Bloco sanitário: n°17

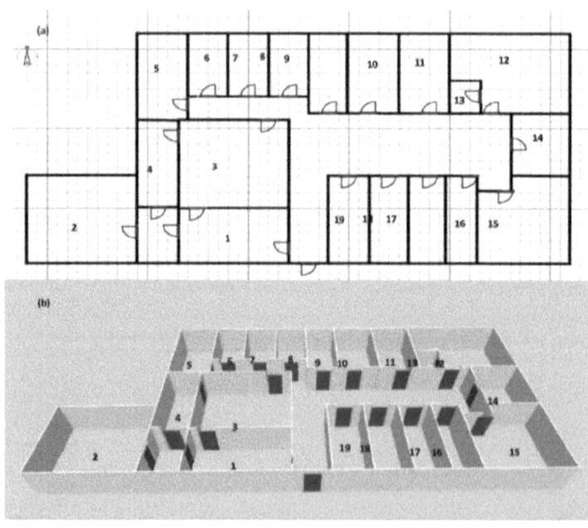

Figura 7: Planta do laboratório (a) vista superior, (b) vista 3D

I.4-Equipamento de laboratório

I.4.a-Amostras

Todas as amostras histológicas (biópsias, peças cirúrgicas e autópsias) e citológicas (punções e esfregaços) tratadas no laboratório.

I.4.b-Equipamento e material

Todo o material de laboratório: exaustor, sistema de inclusão automatizado, sistema de circulação automatizado, material de dissecação (bisturi), micrótomo, microscópio, lâminas e lamelas.

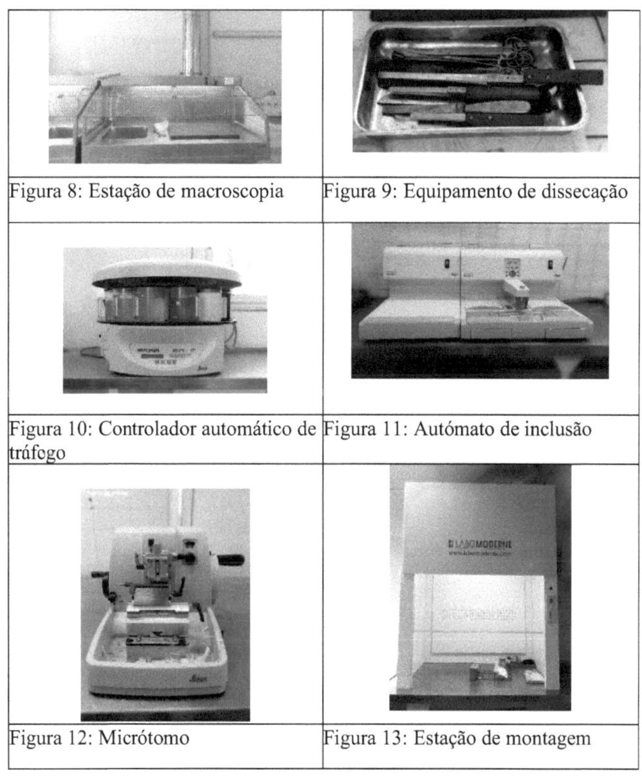

Figura 8: Estação de macroscopia

Figura 9: Equipamento de dissecação

Figura 10: Controlador automático de tráfego

Figura 11: Autómato de inclusão

Figura 12: Micrótomo

Figura 13: Estação de montagem

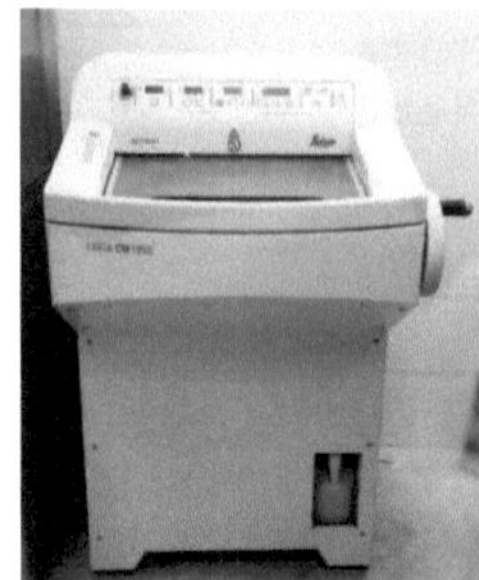

Figura 14: Sistema de exame extemporâneo automatizado Cryostat

I.4.c- Produtos e reagentes

Produtos utilizados no tratamento de tecidos, incluindo fixadores (formalina), xileno, álcool, corantes, descalcificante e Eukitt.

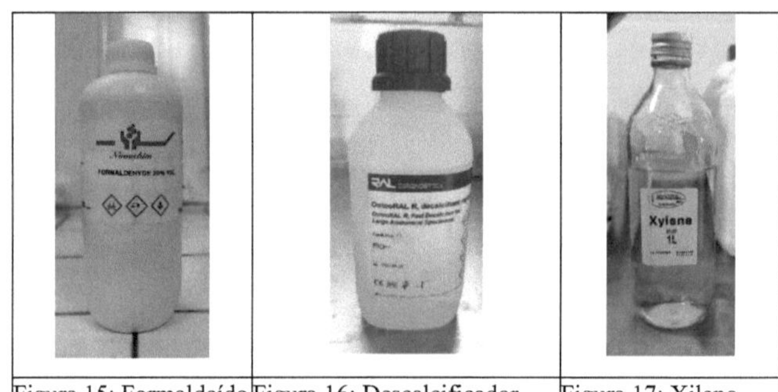

Figura 15: Formaldeído	Figura 16: Descalcificador	Figura 17: Xileno

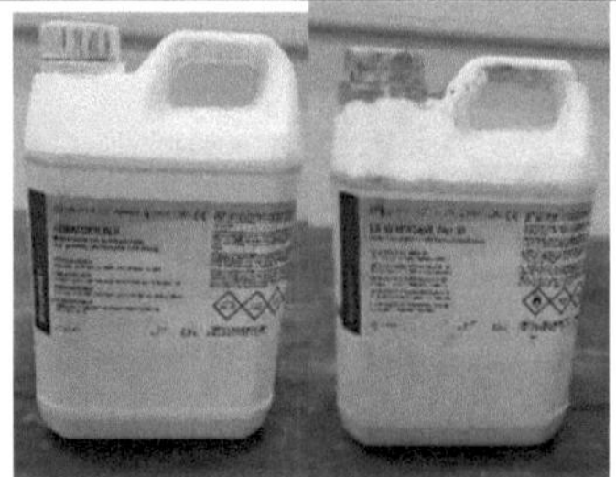

Figura 18: Corantes

II. MÉTODOS

II.1-Apresentação do estudo

Trata-se de um estudo descritivo, observacional e prospetivo do laboratório de PCR do hospital de Tunes, incluindo todo o pessoal, instalações, equipamentos e materiais, bem como amostras, durante o período de fevereiro a maio de 2023. A gestão dos riscos é efectuada em conformidade com o processo de gestão dos riscos da norma ISO 31000, utilizando o método 5M para estudar os riscos e o seu impacto na empresa. Método 5S para a implementação de medidas de biossegurança.

II.2- Processo de gestão de riscos ISO 31000

Para a gestão de riscos no laboratório, seguimos o processo ISO 31000 através das seguintes fases:

1-Identificação dos riscos: durante o estágio, observámos e descrevemos os diferentes tipos de riscos possíveis no laboratório.
2-Análise dos riscos: classificámos os riscos em 3 tipos (químicos, físicos, biológicos) e determinámos os riscos associados a cada atividade. 3-Avaliar os riscos e as medidas de biossegurança: determinámos
a probabilidade de ocorrência de um risco e a presença ou ausência de medidas de biossegurança.
4-Lidar com os riscos: pusemos em prática acções corretivas e medidas de biossegurança.

II.3-5M: gestão do risco

Para estudar as causas dos riscos, aplicámos o diagrama de Ishikawa, ilustrado na figura abaixo. Os riscos são divididos nos 5M seguintes: Materiais: todo o equipamento do laboratório (equipamento técnico, máquinas automáticas, equipamento informático) e os reagentes utilizados.
Material: amostras analisadas (histológicas e citológicas). Método: procedimento operacional.
Pessoal: pessoal de laboratório (médicos, técnicos, secretários). Ambiente: o ambiente, as diferentes instalações e as unidades de laboratório.

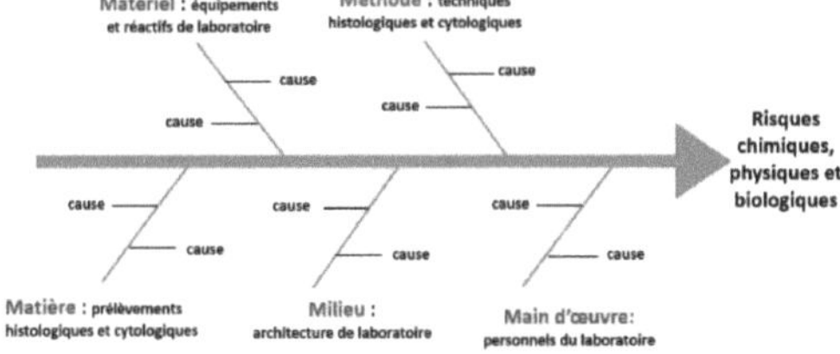

Figura 19: Diagrama de Ishikawa

II.4- Método 5S: Biossegurança

Para melhorar as medidas de biossegurança, aplicámos o método 5S no laboratório, de acordo com a sua filosofia. O nosso método destina-se a todo o laboratório de PCR e envolve todo o pessoal.

1- Eliminar: procedemos a uma triagem dos objectos do laboratório e eliminámos os que já não são necessários. Trata-se de uma triagem dos resíduos (resíduos comuns, resíduos biológicos e químicos) para evitar a desorganização da bancada e prevenir os riscos químicos e biológicos.

2- Situação: organizámos as diferentes áreas de trabalho, separámos a área de armazenamento de produtos químicos, biológicos, de burótica e de documentação e organizámos o equipamento de acordo com a sua utilização.

3- Cintilação: as instalações e as bancadas de trabalho são limpas diariamente, o que implica a descontaminação dos materiais utilizados nos exames extemporâneos.

4- Normalização: colocámos cartazes que identificam os diferentes tipos de risco e as medidas preventivas a seguir, bem como as boas práticas. Também preparámos e distribuímos brochuras ao pessoal para o sensibilizar e informar sobre os riscos, a forma de lidar com a exposição e as medidas de prevenção (ver anexo).

5- Controlo: verificámos se as medidas de biossegurança eram respeitadas no laboratório para garantir a aplicação deste método.

II.5-Questionário

Para avaliar os conhecimentos e determinar os diferentes tipos de risco para os vários funcionários do laboratório, elaborámos um questionário para todo o pessoal do laboratório de PCR do hospital de Tunes. O questionário foi impresso em 2 páginas (ver anexo), contendo 13 perguntas que são as mesmas para todo o pessoal.

RESULTADOS

I. DENTIFICAÇÃO E CLASSIFICAÇÃO DOS RISCOS

Durante o período de formação, constatámos a presença de diferentes tipos de risco durante as várias fases da gestão das amostras:

I.1- Aceitação :

A rececionista foi exposta a :

- Riscos químicos por inalação e contacto com a pele: recipientes mal fechados e folhas sujas de formaldeído.
- Riscos biológicos decorrentes do contacto com uma amostra fresca destinada a um exame extemporâneo que não esteja devidamente acondicionada e de lençóis sujos de sangue ou de outros fluidos biológicos.

Uma rececionista foi contaminada e contraiu tuberculose pulmonar, que foi tratada com medicamentos anti-tuberculose durante 6 meses.
As figuras seguintes mostram as fontes de risco na zona de acolhimento.

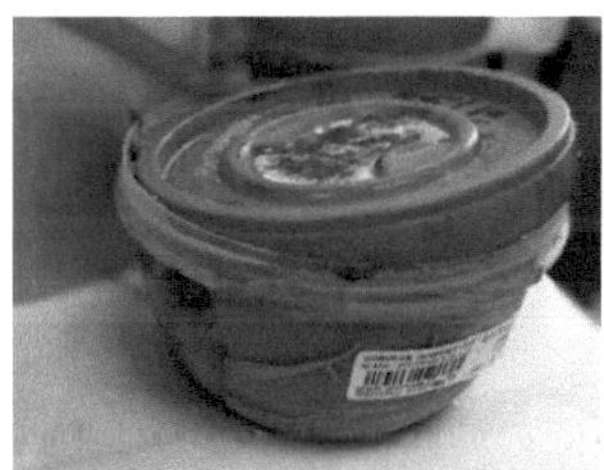

Figura 20: Um recipiente mal fechado (a tampa não encaixa na garrafa)

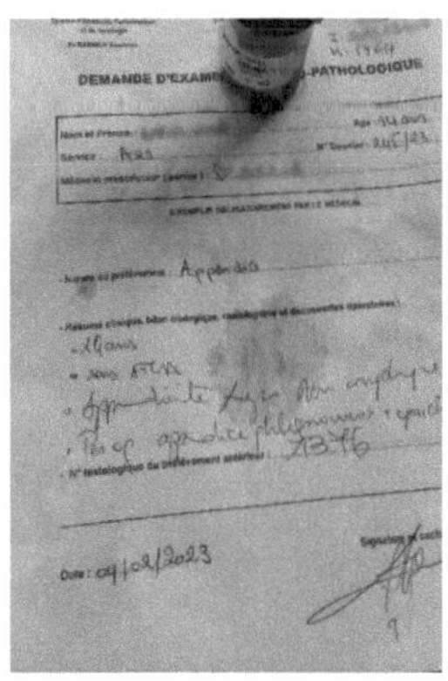

Figura 21: Folha corada com formalina

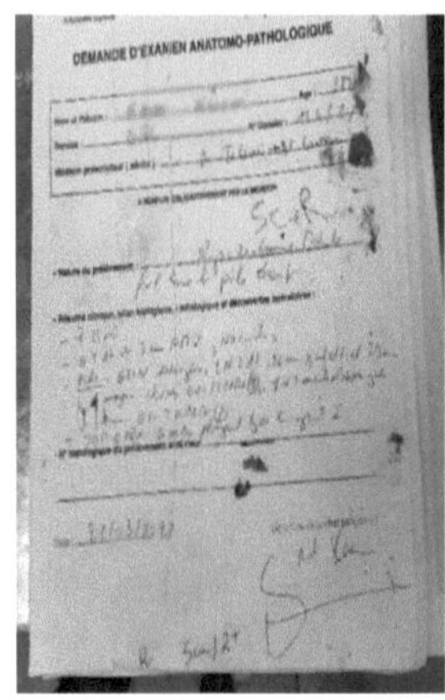
DEMANDE D'EXAMEN ANATOMO-PATHOLOGIQUE

Figura 22: Formulário de pedido de exame sujo de sangue

I.2- Fase macroscópica :

Esta atividade apresentou os 3 tipos de risco.

O manipulador de amostras na sala de macroscopia foi exposto a produtos químicos através de :

- Inalação, especialmente de vapores de fixadores durante a dissecação de tecidos fixados.
- Contacto mucocutâneo durante a preparação da formalina e durante a

descalcificação de tecidos com ácidos.

- Via ocular por projeção acidental

Foram registados incidentes de ferimentos, um caso de ferida profunda num residente que necessitou de suturas, mas os outros casos de ferimentos foram superficiais e ligeiros.
As figuras seguintes mostram os riscos associados ao banco de macroscopia.

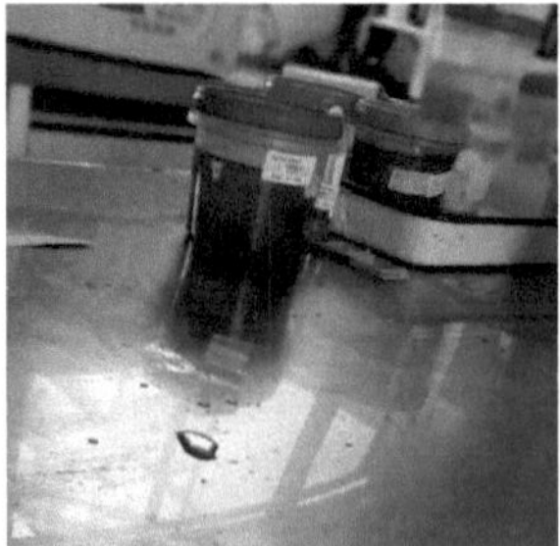

Figura 23: Gota de formalina na bancada de macroscopia

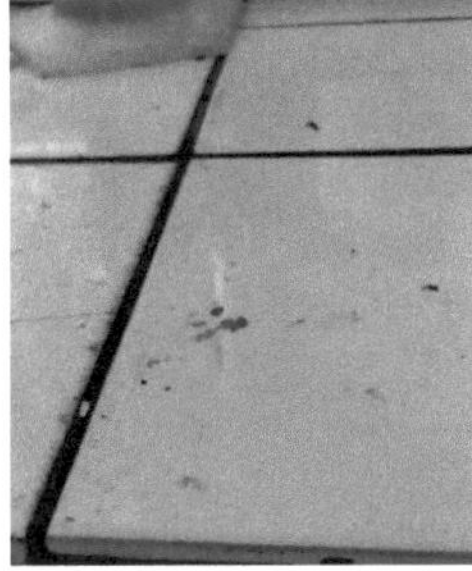

Figura 24: Banco manchado de sangue na sala de macroscopia

I.3- Exame extemporâneo

Os médicos que manipulavam tecidos frescos estavam expostos ao sangue através do contacto mucocutâneo. Não foram registados casos de contaminação por agentes infecciosos.

I.4- Tráfego :

Esta fase é automatizada e o risco existia quando os solventes, principalmente o xileno e o formaldeído, eram reabastecidos no autómato, onde o pessoal estava exposto aos vapores de produtos químicos tóxicos.

I.5- Parafina :

Não foram registados quaisquer incidentes de queimaduras com parafina líquida, nem quaisquer incidentes de fugas de eletricidade ou choques eléctricos.

I.6- Microtomia :

Todas as semanas, pelo menos um caso de lesão foi registado entre os técnicos durante a mudança das lâminas do micrótomo. A figura abaixo mostra um micrótomo e lâminas.

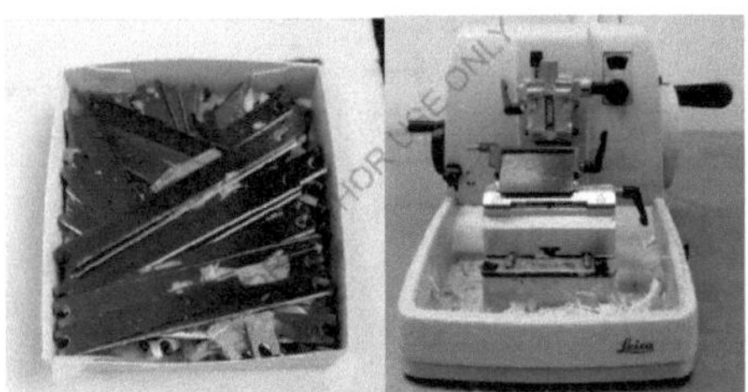

Figura 25: Lâminas de corte e micrótomo

I.7- Coloração :

A coloração no nosso laboratório é puramente manual (preparação das colorações e manuseamento das lâminas).
O operador foi exposto aos produtos de coloração através da pele e da inalação dos vapores libertados durante o manuseamento das lâminas e dos banhos de coloração (figura 26).

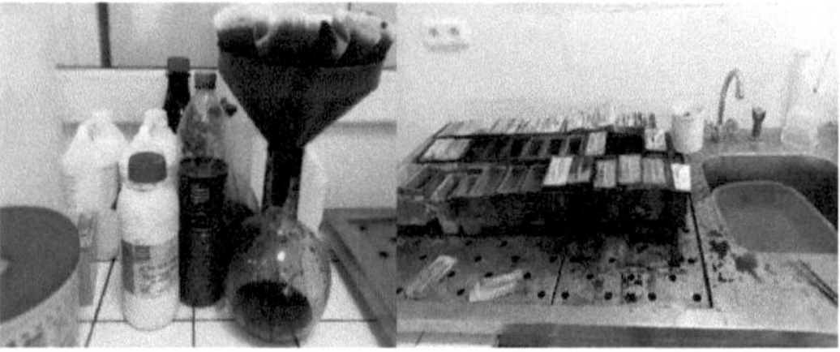

Figura 26: Bancada de coloração

I.8- Montagem :

O operador foi exposto à inalação de vapores de xileno e Eukitt e ao contacto com a pele devido a salpicos durante a montagem das lâminas (Figura 27).

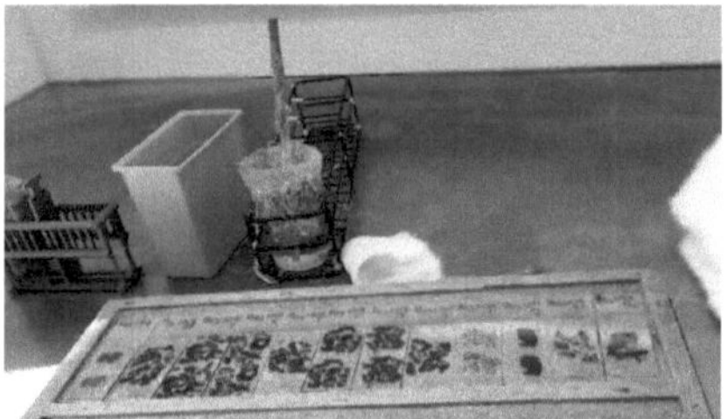

Figura 27: Colocação das lâminas

I.9- Leitura de diapositivos :

Esta fase era menos arriscada em termos de riscos químicos, mas caracterizava-se pela presença de problemas ergonómicos, nomeadamente músculo-esqueléticos e visuais.
Os médicos estavam também expostos a riscos infecciosos quando procuravam microcristais nos fluidos das articulações.

I.10- Introduzir o relatório :

Existiam riscos químicos e biológicos devido ao contacto da pele com a folha de requisição de exame suja de sangue ou de formalina.

I.11- Armazenamento e eliminação de resíduos :

Armazenamento das reservas : Uma vez efectuado o exame macroscópico, o resto das peças anatómicas é armazenado. Durante o período de fevereiro e março de 2023, o armazenamento das reservas não estava em conformidade com a regulamentação. Constatámos a presença de reservas em Esta situação é ilustrada na figura seguinte.

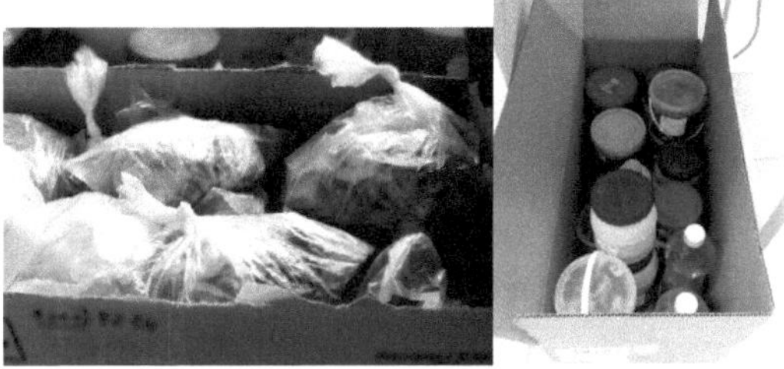

Figura 28: Armazenamento de reservas em sacos frágeis e caixas de cartão

Em abril de 2023, as condições de armazenamento das reservas tinham sido melhoradas (em armários ventilados).

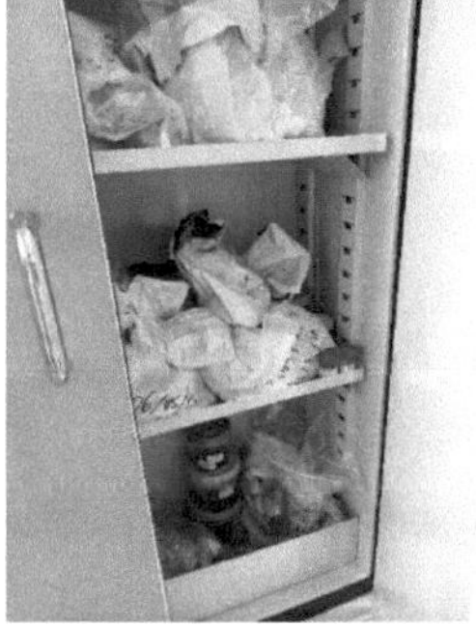

Figura 29: Reservas num armário ventilado

Armazenamento de lâminas e blocos :

Embora existam fichários de quadros e blocos, o problema é o local onde os fichários são guardados. Observámos pranchas e blocos arquivados em classificadores e guardados nos corredores e no bloco de sanitários. Constatámos também a presença diária de lâminas partidas, como mostra a figura abaixo.

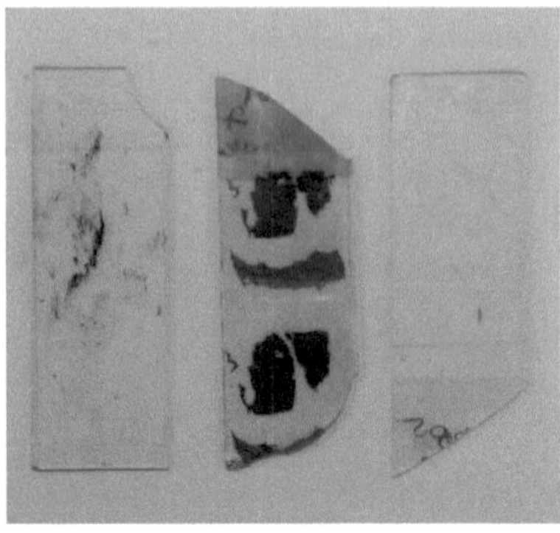

Figura 30: Lâminas partidas (elementos cortantes)

Armazenamento de produtos químicos :

Os produtos químicos foram armazenados da seguinte forma em armários adequados, respeitando as condições de armazenamento (Figura 31).

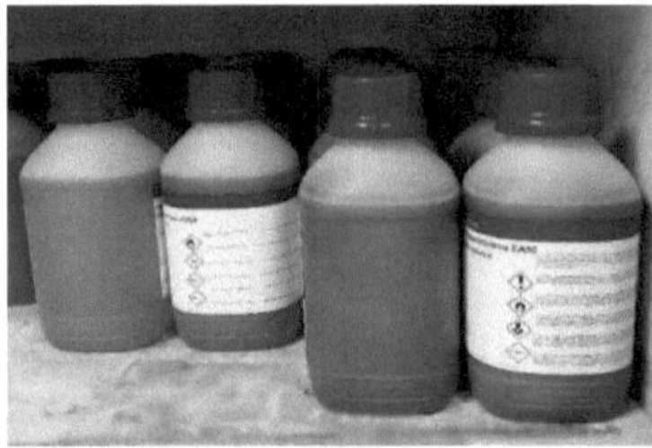

Figura 31: Armazenamento de produtos químicos

O problema dos produtos químicos é que eles são deslocados durante a utilização diária. Notámos a presença de produtos químicos inflamáveis na mesma bancada, como mostra a figura abaixo.

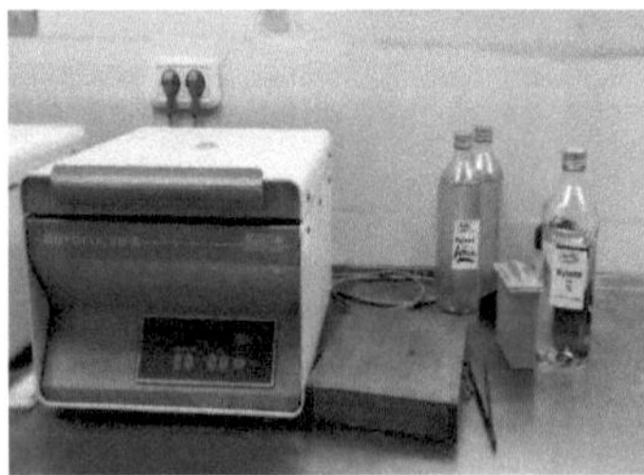

Figura 32: Garrafa de xileno junto a uma centrifugadora (risco de explosão)

Eliminação de resíduos :

O pessoal esteve exposto a riscos infecciosos e químicos através do contacto com resíduos químicos e manchados de sangue. Constatámos a falta de cumprimento das regras de triagem dos resíduos, apesar da existência de diferentes tipos de sacos para os riscos químicos e infecciosos, como ilustrado na figura seguinte.

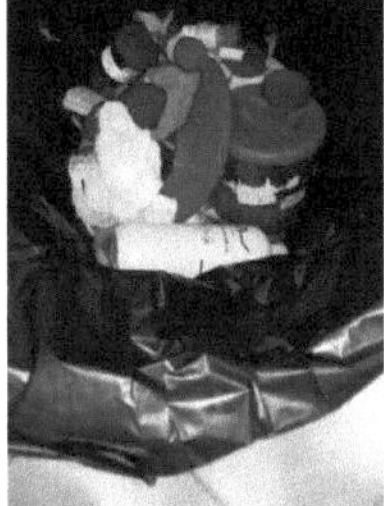

Figura 33: Resíduos químicos e biológicos num saco preto para o lixo doméstico

- O estudo das causas dos riscos foi avaliado segundo o método 5M

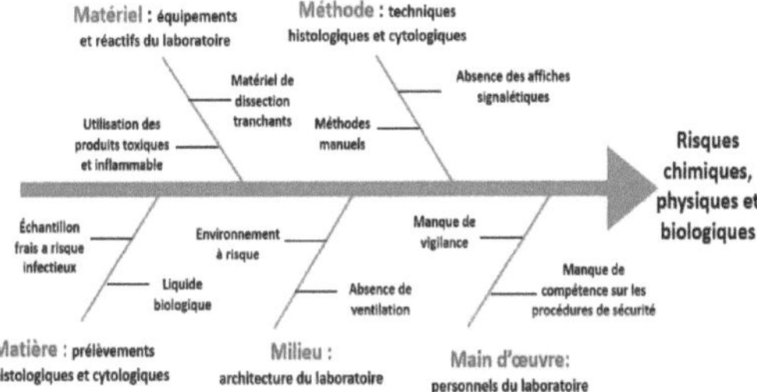

Figura 34: Apresentação das causas do risco utilizando o diagrama de Ishikawa

II- MEDIDAS DE BIOSSEGURANÇA

Durante o período de formação, constatámos a existência das seguintes medidas de proteção:

II.1- Medidas de proteção individual

O equipamento de proteção individual disponível era o seguinte: luvas (nitrilo), blusa (descartável e impermeável), máscaras (cirúrgica, FFP2, filtração química), óculos de proteção e viseira. A máscara de filtração química utilizada no laboratório está representada na figura abaixo. As luvas disponíveis eram do tamanho L; os tamanhos S e M não estavam disponíveis. A utilização deste equipamento de proteção individual não foi observada por todo o pessoal. Verificámos que os recepcionistas não usavam luvas. A máscara de filtração química só era utilizada por alguns médicos na sala de macroscopia e nenhuma técnica usava este tipo de máscara na sala de macroscopia. Constatámos a ausência de luvas resistentes aos cortes no serviço.

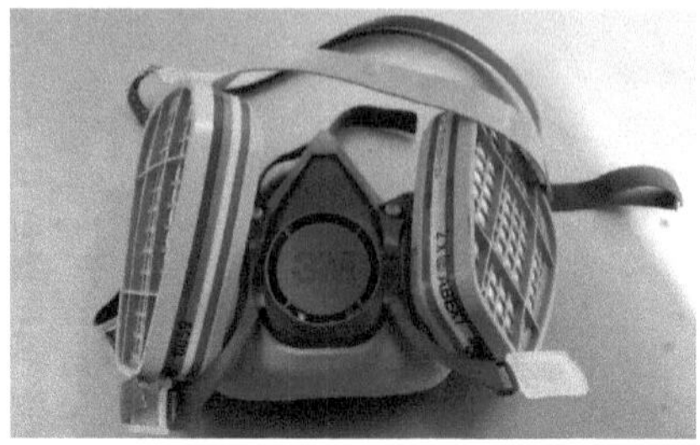

Figura 35: Máscara de filtragem química

II.2- Medidas de proteção colectiva

O sistema de ventilação esteve ausente até ao início de abril de 2023. Este problema foi resolvido com a instalação de um sistema de ventilação (figura 36) em abril de 2023 e com a instalação de uma hotte de extração de produtos químicos (figura 39) na sala de montagem de lâminas. A sala de macroscopia foi equipada com armários ventilados (figura 37) para a arrumação dos materiais, bem como um lavatório e um lava-olhos (figura 38).

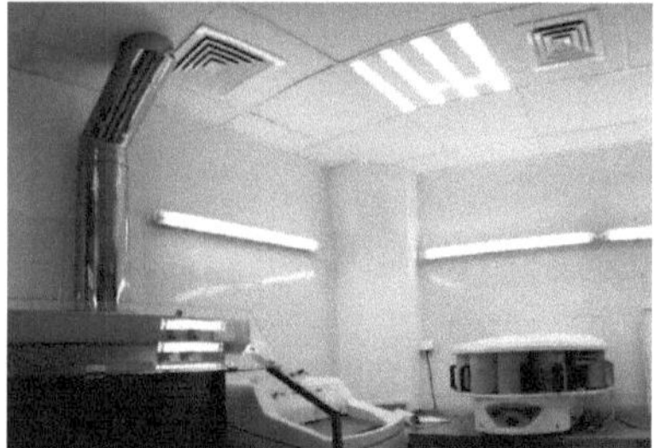

Figura 36: Sistema de ventilação na sala de macroscopia

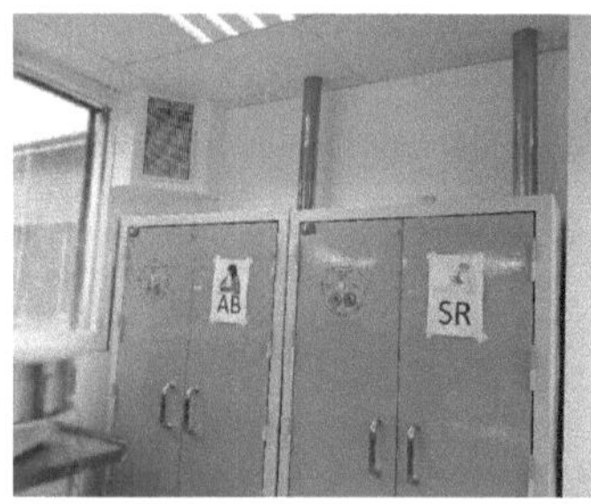

Figura 37: Armários ventilados na sala de macroscopia

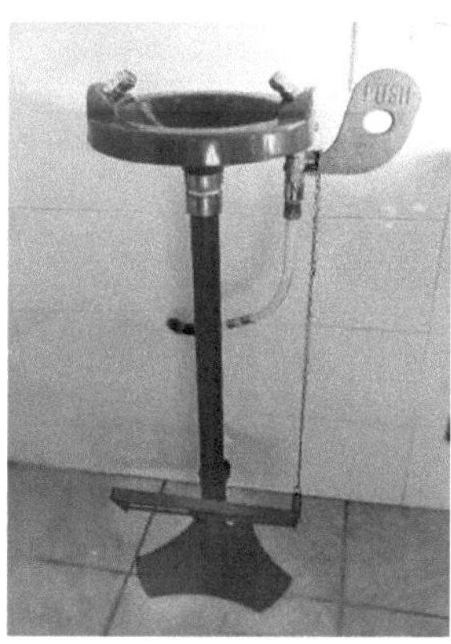

Figura 38: Dispositivo de lavagem de olhos

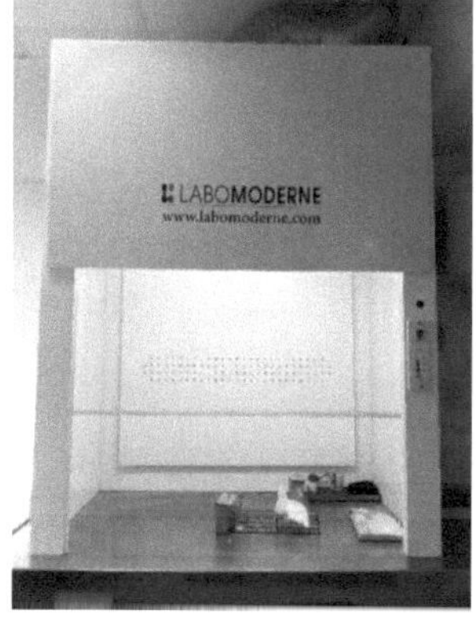

Figura 39: Cobertura para a montagem da lâmina

II.3- Medidas de proteção da organização

A arquitetura do laboratório respeitava as regras de separação entre unidades. As unidades administrativas e de escritório estavam separadas das salas técnicas e a sala de receção situava-se à entrada do laboratório e abria para a sala de macroscopia. O acesso à sala de macroscopia era indireto (2 portas da sala de receção para a sala de macroscopia ou acesso da sala técnica para a sala de macroscopia). O laboratório estava equipado com um sistema de alarme e extintores de incêndio. Os diferentes sacos de lixo (preto, vermelho e amarelo) estavam disponíveis, assim como as caixas de registo e os sacos de reserva. É o que mostram as figuras abaixo.

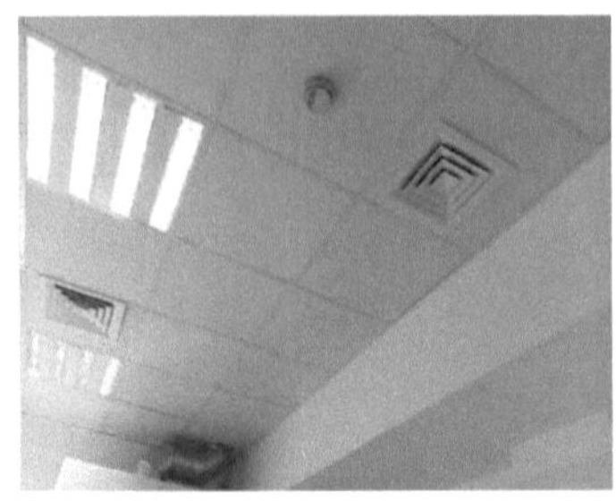

Figura 40: Sistema de alarme

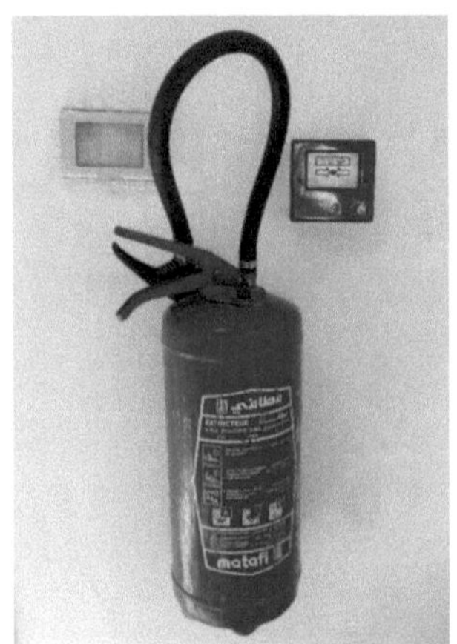

Figura 41: Extintor de incêndio no laboratório

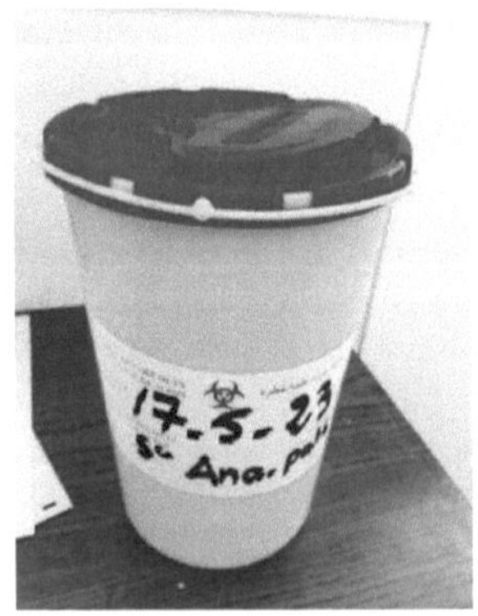

Figura 42: contentor

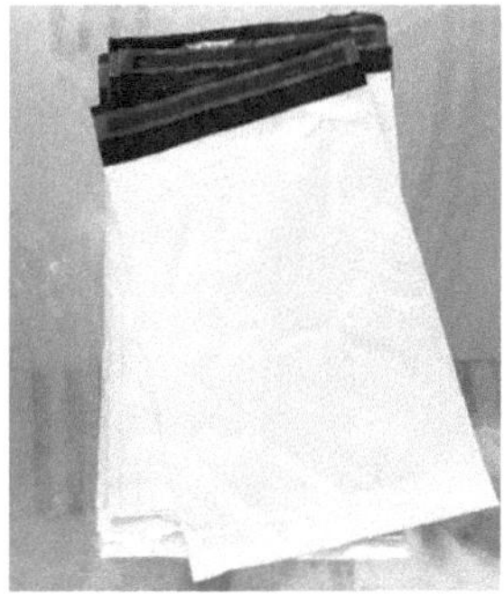

Figura 43: Sacos de reserva

III. APLICAÇÃO DO MÉTODO 5S :

Para melhorar as medidas de biossegurança, aplicámos o método 5S, cujos resultados são ilustrados nas figuras seguintes.

1 Eliminar :

Os desperdícios e os objectos desnecessários foram eliminados e obtivemos uma bancada menos desordenada.

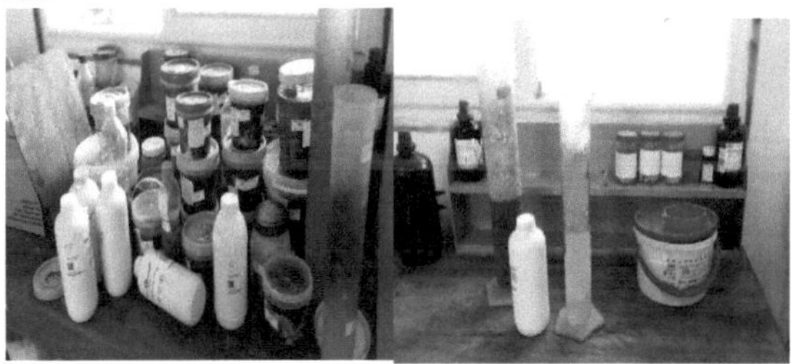

(Antes)(Depois)

Figura 44: Bancada menos desarrumada após a aplicação do método 5S

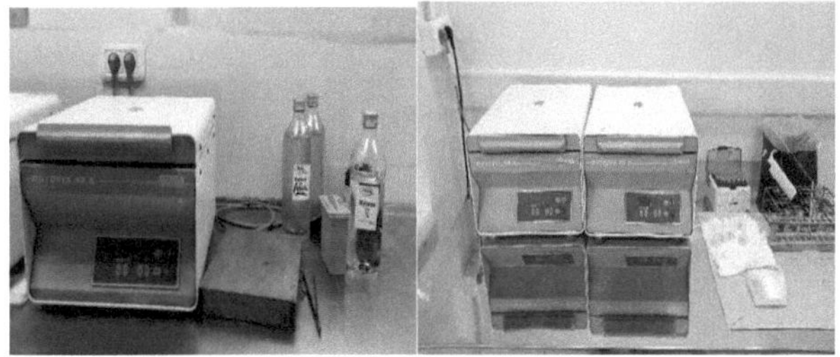

(Antes) (Depois)

Figura 45: Redução do risco de explosão na sequência da aplicação do método 5S

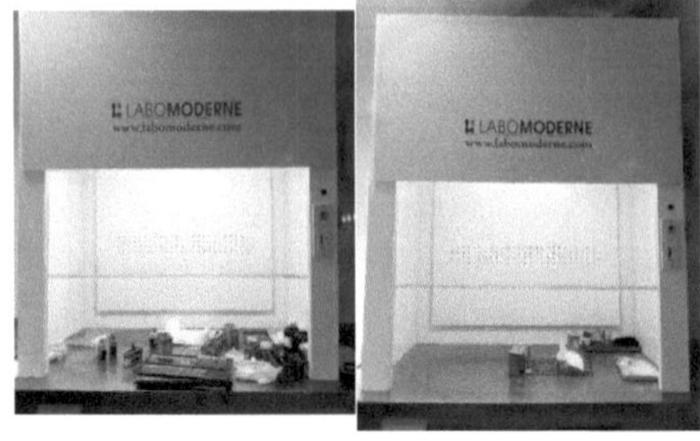

(Antes) (Depois)

Figura 46: Posto de trabalho de montagem bem organizado após a aplicação do método 5S

2 Localização :

O equipamento estava arrumado e era fácil de utilizar, e o risco de ferimentos foi minimizado através da arrumação do equipamento de dissecação.

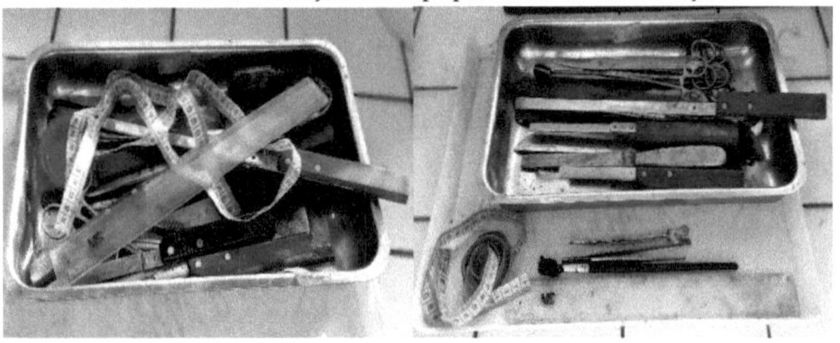

(Antes) (Depois)

Figura 47: Equipamento de dissecação organizado

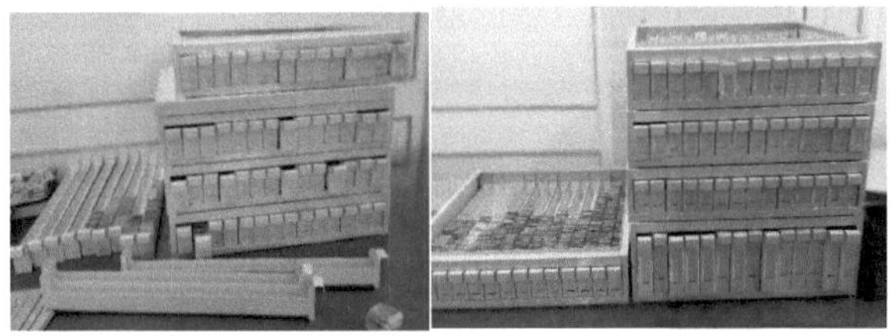

(Antes) (Depois)

Figura 48: Pastas de blocos organizadas

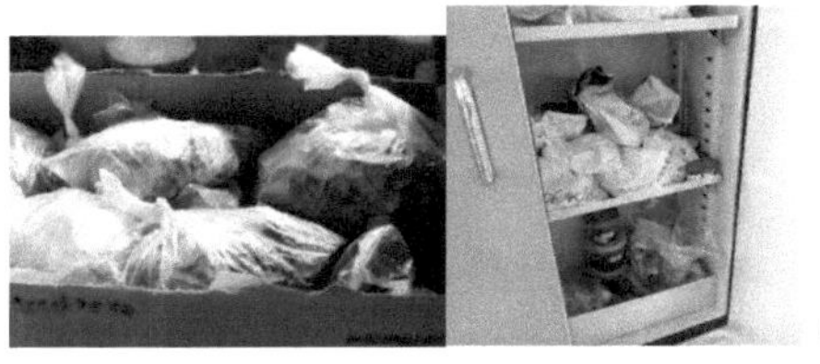

(Antes) (Depois)

Figura 49: Reservas armazenadas em armários ventilados

3 Cintilar :

As diferentes unidades do laboratório foram limpas e tivemos um ambiente de trabalho limpo.

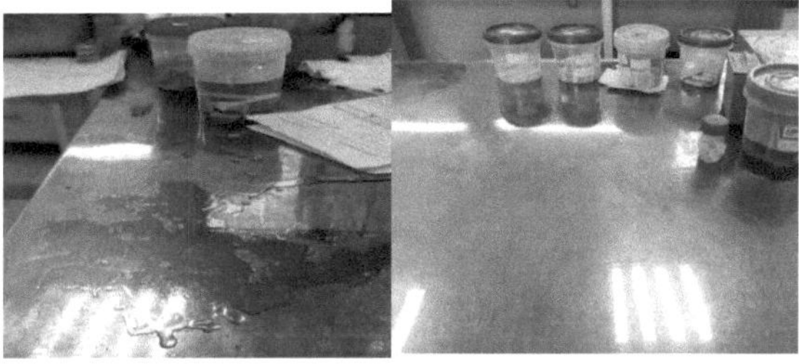

(Antes) (Depois)

Figura 50: Bancada de trabalho limpa com formol

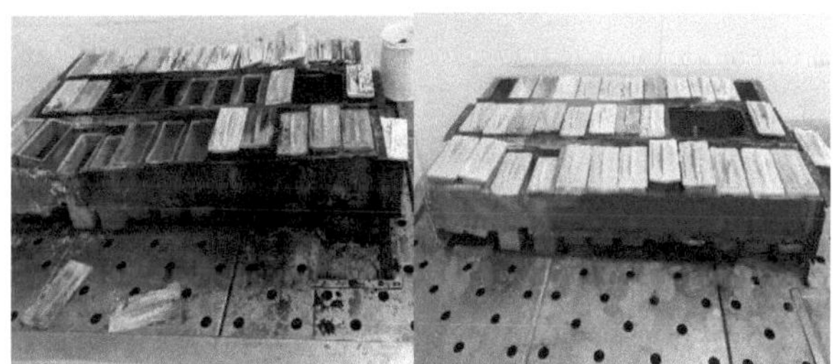

(Antes)(Depois)

Figura 51: Banho de tinta limpo

4 Normalizar :

Foram afixados cartazes de identificação nas paredes das diferentes salas dos laboratórios e foram distribuídas brochuras ao pessoal (ver anexo). Foram elaborados procedimentos de gestão de riscos e de gestão de resíduos que estão a ser validados e aprovados pela unidade de qualidade do hospital (ver anexo).

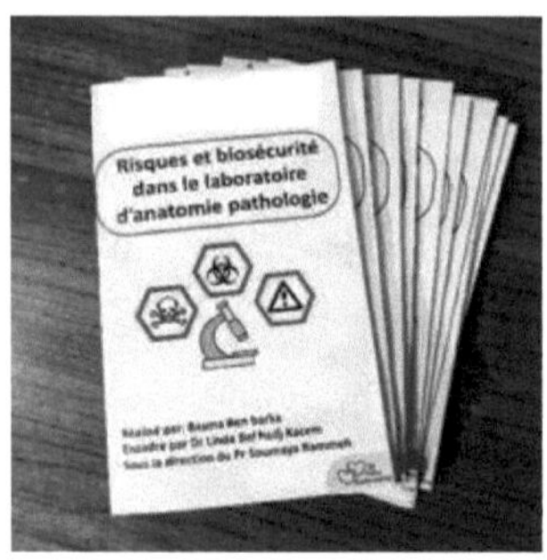

Figura 52: Folhetos distribuídos

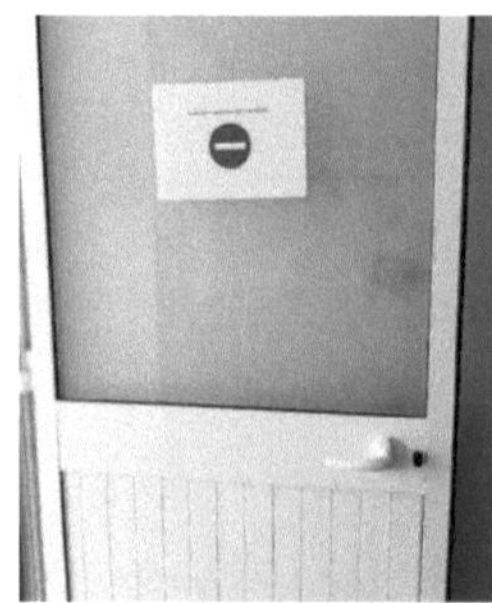

Figura 53: Sinalética à entrada das salas técnicas do laboratório

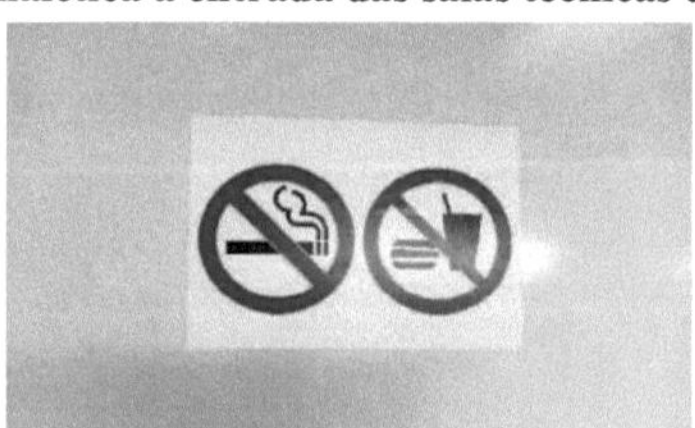

Figura 54: Sinalética na sala técnica

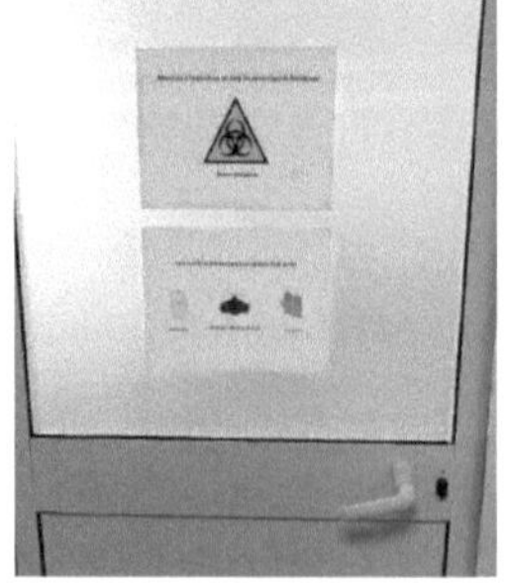

Figura 55: Sinal na porta da sala de macroscopia

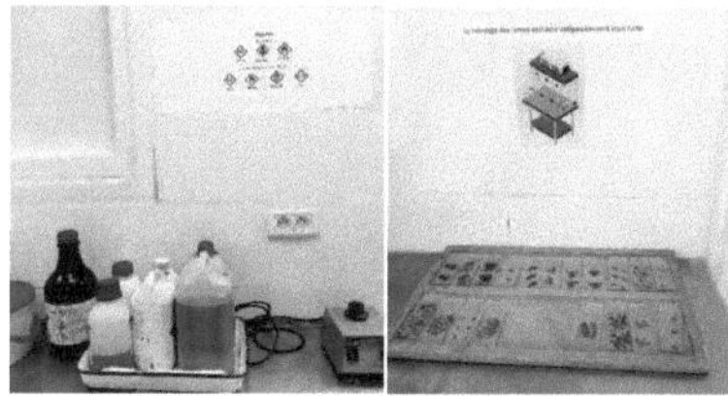

Figura 56: Sinalética na sala de coloração e montagem

5 Seguir :

O acompanhamento revelou um cumprimento parcial das regras de higiene e de biossegurança.

IV. RESULTADOS DO QUESTIONÁRIO

Vinte cópias do nosso questionário foram distribuídas ao pessoal do laboratório em 10 de maio de 2023 e 19 cópias foram entregues em 24 de maio de 2023.

- Participação :

Foram recolhidas dezanove respostas, tendo apenas um membro do pessoal não respondido ao questionário. Os participantes incluíam: 9 médicos, 7 técnicos e 3 secretários.

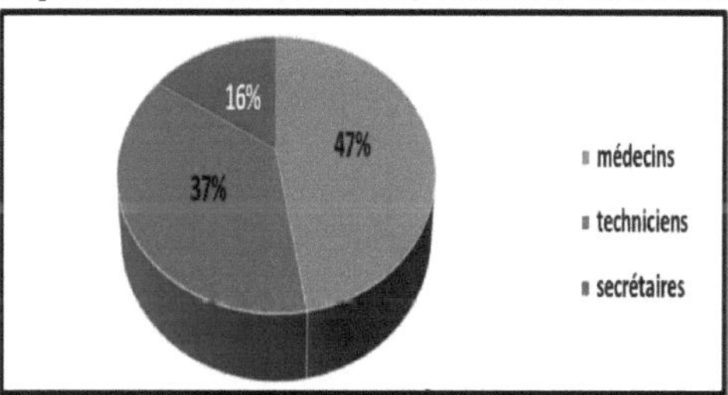

Figura 57: Distribuição dos participantes

- Tempo de serviço no laboratório :

A antiguidade no serviço de anatomia patológica e de citologia do hospital era a seguinte Menos de 5 anos: Cinco participantes Entre 1 e 5 anos: Um participante Mais de 5 anos: Treze participantes

- Avaliação do conhecimento dos tipos de risco :

Para a pergunta que avaliava o conhecimento dos diferentes tipos de risco no laboratório, 15 participantes responderam sim e 4 não, incluindo 3 secretários e um médico. Para os que responderam sim, pedimos-lhes que citassem os 3 tipos de risco. Dos 15 que responderam sim, 7 citaram corretamente os tipos de risco, dos quais 5 médicos e 2 técnicos, 5 citaram exemplos de riscos e 3 citaram um único tipo de risco (2 citaram o risco infeccioso e 1 citou o risco químico).

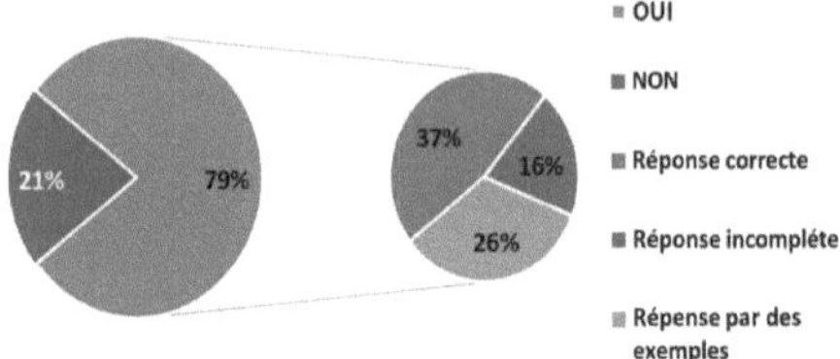

Figura 58: Repartição das respostas relativas à sensibilização para os riscos

• Alergia :

Catorze participantes desenvolveram uma alergia desde que trabalham no serviço e 5 responderam que não. A alergia respiratória foi a mais frequente, afectando 9 participantes, a alergia ocular 8 e a alergia cutânea 5. Verificou-se que 2 participantes desenvolveram os 3 tipos de alergia.

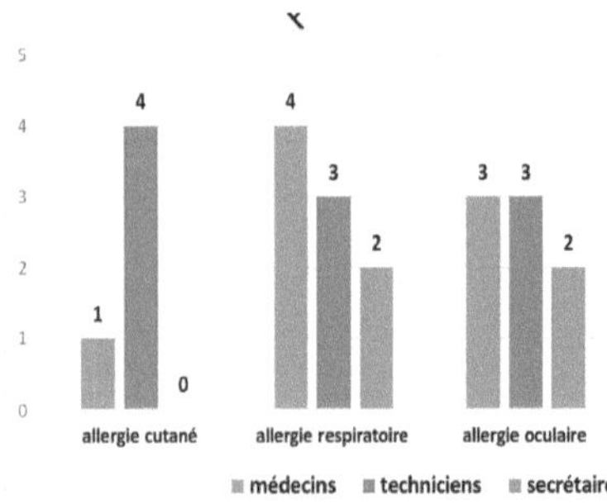

Figura 59: Apresentação das alergias de acordo com o pessoal afetado

• Perturbações músculo-esqueléticas e problemas de visão:

Neste estudo, 73,6% dos trabalhadores referiram DME relacionadas com o seu posto de trabalho e 52,6% referiram problemas de visão.

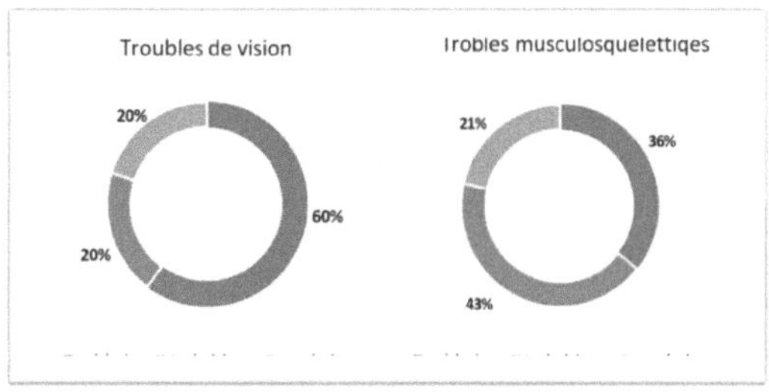

Figura 60: Repartição da mão de obra por perturbações músculo-esqueléticas e perturbações da visão

- Riscos químicos

A avaliação da frequência de exposição a riscos químicos mostrou que a exposição a produtos químicos por inalação era a mais frequente, com 15 participantes, incluindo todos os médicos participantes, a mencionarem que a frequência de exposição era elevada.
Os quadros seguintes apresentam mais pormenores sobre as respostas:

- Doutor:

Quadro II: Respostas dos médicos sobre os riscos químicos

	Número de respostas			
Frequência da exposição	Nenhum	Baixa	Moderado	Elevado
Cutâneo	2	3	1	3
Lente	0	0	3	6
Inalação	0	0	0	9

- Técnico :

Quadro III: Respostas dos técnicos sobre os riscos químicos

	Número de respostas			
Frequência da exposição	Nenhum	Baixa	Moderado	Elevado
Cutâneo	0	1	3	3
Lente	0	1	3	3
Inalação	0	1	0	6

- Secretários :

Quadro IV: Respostas dos secretários sobre os riscos químicos

	Número de respostas			
Frequência da exposição	Nenhum	Baixa	Moderado	Elevado
Cutâneo	2	1	0	0
Lente	1	1	0	1
Inalação	2	0	1	0

- Riscos físicos :

O estudo da frequência dos riscos físicos mostrou que este risco é menos frequente. Apenas um participante referiu que este risco é elevado e a maioria dos participantes referiu que a frequência é nula ou baixa.

Os quadros seguintes apresentam mais pormenores sobre as respostas:

- Médicos :

Quadro V: Respostas dos médicos sobre os riscos físicos

	Número de respostas			
Frequência	Nenhum	Baixa	Moderado	Elevado
Lesões	1	4	4	0
Queimadura	6	3	0	0
Choque elétrico	8	1	0	0
Parafina	5	2	2	0
Incêndio	9	0	0	0

- Técnicos :

Quadro VI: Respostas dos técnicos sobre os riscos físicos

	Número de respostas			
Frequência	Nenhum	Baixa	Moderado	Elevado
Lesões	1	3	3	0
Queimadura	7	0	0	0
Choque elétrico	6	1	0	0
Parafina	0	3	3	1
Incêndio	6	1	0	0

- Secretários :

Quadro VII: Respostas dos secretários sobre os riscos físicos

	Número de respostas			
Frequência	Nenhum	Baixa	Moderado	Elevado
Lesões	3	0	0	0
Queimadura	2	1	0	0
Choque elétrico	2	0	1	0
Parafina	2	0	0	1
Incêndio	3	0	0	0

- Riscos biológicos :

Os riscos biológicos eram comuns entre os médicos e as secretárias que trabalhavam na receção.

- Médicos :

Quadro VIII: Respostas dos médicos sobre os riscos biológicos

	Número de respostas			
Frequência	Nenhum	Baixa	Moderado	Elevado
Contacto com sangue ou outros fluidos biológicos	0	2	4	3
Contacto com tecido solto	0	1	4	4
Contacto com folhas sujas de sangue ou de outras substâncias fluido biológico	0	3	2	4
Perfuração por uma agulha usada	1	4	2	2

- Técnicos :

Tabela IX: Respostas dos técnicos sobre os riscos biológicos

	Número de respostas			
Frequência	Nenhum	Baixa	Moderado	Elevado
Contacto com sangue ou outros fluidos biológicos	0	1	4	2
Contacto com tecido solto	0	2	3	2
Contacto com folhas sujas de sangue ou de outras substâncias fluido biológico	0	0	3	4
Perfuração por uma agulha usada	2	1	4	0

• Secretários :

Quadro X: Respostas dos secretários sobre os riscos biológicos

	Número de respostas			
Frequência	Nenhum	Baixa	Moderado	Elevado
Contacto com sangue ou outros fluidos biológicos	2	1	0	0
Contacto com tecido solto	3	0	0	0
Contacto com folhas sujas de sangue ou de outras substâncias fluido biológico	0	0	1	2
Perfuração por uma agulha usada	2	1	0	0

• Classificação dos riscos em função da frequência de exposição :

O risco químico foi classificado em primeiro lugar de acordo com a frequência de exposição, com 73,6% dos participantes a considerarem que o risco químico era o mais frequente, enquanto 15,7% dos participantes consideravam que o risco biológico era o mais frequente, o mesmo acontecendo com o risco físico. De notar que um participante atribuiu o número 1 aos três tipos de risco.

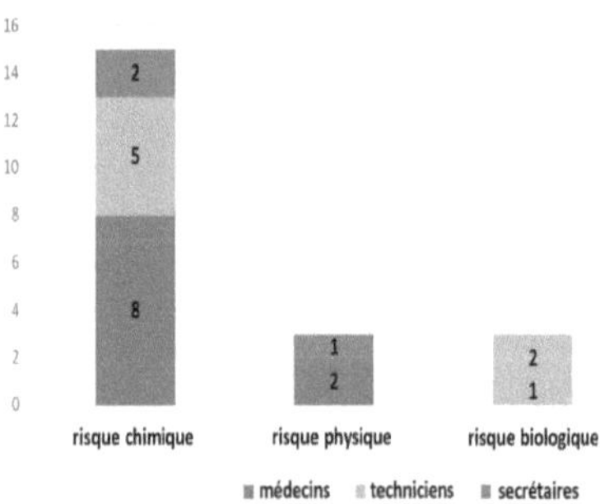

Figura 61: Repartição dos trabalhadores por conta de outrem de acordo com o risco de primeira ordem

• Formação do pessoal :

Apenas 15,7% do pessoal tinha recebido formação em biossegurança, incluindo um médico, um técnico e uma secretária.

• Opinião do pessoal sobre a biossegurança no laboratório :

A maioria dos participantes considerou que as medidas de biossegurança no laboratório variavam entre insatisfatórias e satisfatórias.

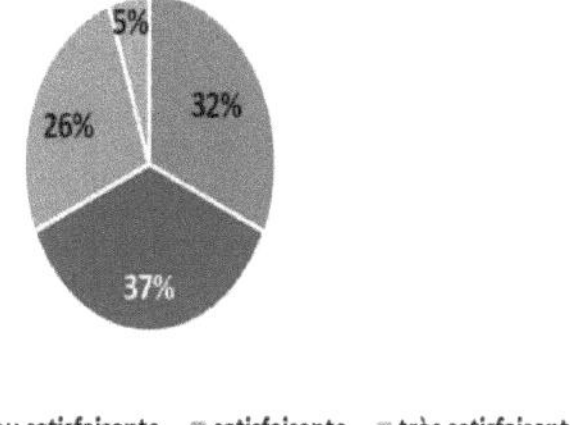

Figura 62: Repartição das respostas sobre medidas de biossegurança

• Medidas de biossegurança no laboratório :

As respostas mostraram que 13 dos 19 participantes não tinham conhecimento das medidas de biossegurança disponíveis no laboratório e que certos artigos de proteção individual e colectiva foram mencionados pelo pessoal como estando ausentes, tais como extintores de incêndio, óculos de proteção e máscaras de filtragem química, embora estes artigos estejam efetivamente disponíveis. Todos os participantes referiram que o kit de primeiros socorros não estava disponível no laboratório. Oitenta e nove vírgula cinco por cento dos participantes mencionaram a falta de luvas resistentes a cortes e de sinais de segurança, apesar de estes artigos não estarem efetivamente disponíveis no laboratório. Oitenta e quatro por cento do pessoal assinalou mais de 50% das medidas de biossegurança enumeradas no questionário como estando disponíveis no laboratório.

• Higiene e limpeza do serviço :

A maioria dos participantes considerou que a limpeza e a higiene na enfermaria eram aceitáveis e nenhum dos funcionários considerou que eram excelentes.

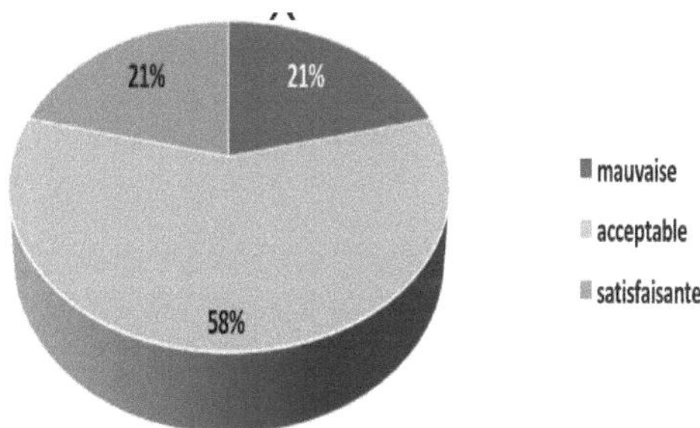

Figura 63: Repartição das respostas sobre higiene e limpeza

Quadro XI: Quadro recapitulativo dos diferentes riscos no laboratório de PCR

Atividade	Tipo de risco	Risco	Causa	Pessoal apresentação	Localização exposição	Acções corretivas
Receção das amostras	Química	Contacto com formaldeído	Recipiente mal fechado	Receção de agentes	Sala de receção	Utilizar luvas Contentor fechado de forma estanque
	Orgânico	Contacto com tecidos soltos ou sangue	Folha suja de sangue			Vacinação Embalagem secundária, especialmente para os amostras de exame extemporâneo
Macroscopia	Química	Exposição ao formaldeído por inalação, contacto com a pele e com os olhos	Utilização extensiva de ventilação com formalina Incumprimento das normas de segurança biossegurança	Médicos Técnicos	Macroscopia de sala	Sistema de ventilação Sistema de ventilação Utilizar máscara com filtro químico
	Física	Lesões durante a dissecação de tecidos	Falta de vigilância	Médicos		Utilizar luvas resistentes aos cortes Utilizar bisturi com ponta redondo
	Orgânico	Contacto com sangue ou Tecidos não	Não conformidade com Medidas de	Médicos Técnicos		Vacinação Trabalhar em orador de
		definido por	biossegurança			segurança
		exame extemporâneo				microbiológico
Tráfego	Química	Contacto com produtos químicos durante o enchimento dos banhos o robot	Derrame acidental de produtos químicos de ventilação	Técnico	Macroscopia de sala	Sistema de ventilação sistema de ventilação Utilizar luvas, óculos de proteção De proteção e máscara

Parafina	Física	Queimadura por parafina líquido	Falta de vigilância	Técnicos	Sala técnica	Cartazes de sinalização para Atenção ao calor
Microtomia	Física	Lesões durante a mudança lâminas	Falta de vigilância	Técnicos	Sala técnica	Utilização de luvas resistentes aos cortes
		TMS	Atividade manual			Adaptar uma postura ergonómico
Cor	Química	Exposição a produtos químicos de tingimento	Não cumprimento das medidas de biossegurança Atividade manual	Técnicos	Colorir o quarto	Utilização de luvas, máscara, bata e Moldura de sistema de proteção de ventilação
Montagem	Química	Exposição ao xileno e ao Eukitt	Não cumprimento das medidas de biossegurança	Técnicos	Coloração de ambientes	Trabalhar num exaustor de fumos químicos Usar luvas, máscara E proteção da luneta
Leitura das lâminas	Física	TMS Distúrbios da visão	Utilização de um microscópio de longo alcance prazo	Médicos	Sala do pessoal	Seguir o Recomendações sobre a postura ergonómica de A utilização de microscópio
Introdução de relatórios	Física	TMS Perturbação da visão	Trabalho diário em o computador	Secretários	Secretaria do de escritório	Adaptar uma postura ergonómico
	Orgânico	Contacto com sangue	Folha Manchado de sangue			Utilizar luvas
	Química	Contacto com formaldeído	Folha suja com formaldeído			Utilizar luvas

Reserva de armazenagem	Química	Exposição à formalina	Contacto com o tecido aderente	Médicos	Macroscopia de sala	Utiliza luvas e máscara Utiliza embalagens adequadas Armazenar em armários ventilado
Eliminação de resíduos	Química	Exposição a resíduos químicos	Não cumprimento das medidas de biossegurança	Trabalhadores	Todas as unidades técnicas	Usar luvas, bata, máscara e óculos de proteção Triagem resíduos
	Orgânico	Exposição a resíduos anatómicos não fixados	Não cumprimento das medidas de biossegurança			Utilização de luvas, sobretudo, máscara e óculos de proteção Triagem de resíduos

DISCUSSÃO

A recolha de uma amostra no laboratório de PCR assenta em técnicas manuais, na utilização de formalina e de outros produtos químicos, e o manuseamento de agentes de risco infecciosos expõe o pessoal a diferentes tipos de riscos químicos, físicos e biológicos (Ordre professionnel des technologistes médicaux du Québec, 2014). Esta exposição crónica realça a importância da biossegurança no laboratório, bem como a implementação de um sistema de gestão de riscos para prevenir e controlar os riscos (OMS, 2006). O nosso trabalho centra-se na avaliação dos diferentes tipos de risco, bem como nas medidas de biossegurança no laboratório de PCR de um hospital em Tunes.

Este estudo mostrou a presença de 3 tipos de risco no laboratório, com frequências diferentes consoante as diferentes actividades do laboratório, sendo as actividades técnicas mais arriscadas do que as outras actividades administrativas.

Na sala de receção, a rececionista estava exposta ao risco químico através do contacto com a formalina por meio de recipientes mal fechados ou de folhas manchadas de formalina. O risco biológico era elevado aquando da receção de tecidos frescos ou de amostras citológicas, o que pode ser explicado pelo mau acondicionamento das amostras (Andrion e Pira, 1994).

A macroscopia foi a atividade mais exposta, dada a presença de três tipos de risco: foi observada uma exposição elevada e crónica a produtos químicos, em particular à formalina (d'Ettorre et al., 2017). O exame extemporâneo apresenta um risco elevado de infeção, uma vez que os tecidos frescos podem conter agentes patogénicos transmissíveis, expondo o operador ao risco de contaminação (Andrion e Pira, 1994). Também foram registados incidentes de lesão durante a dissecação de tecidos, devido à força exercida pelo manipulador durante esta atividade precisa, bem como à utilização de facas afiadas devido à rigidez de certas partes (Fritzsche et al., 2012).

O tráfego era automatizado e, como todos os sistemas automatizados, pode apresentar um risco de fugas e choques eléctricos, mas não foram registados quaisquer incidentes. A inclusão em parafina era menos arriscada, uma vez que a parafina líquida a uma temperatura de 60°C é bastante tolerável, mas uma exposição prolongada pode causar queimaduras.
No que diz respeito à microtomia, o risco identificado estava ligado a alterações nas lâminas afiadas do micrótomo; foram registados alguns incidentes de ferimentos, mas os danos foram menores.

O risco químico foi frequente na atividade de tinturaria, o que pode ser explicado pelo facto de esta atividade ser inteiramente manual (INRS, 2013).

A montagem é também uma atividade química de alto risco, uma vez que as lâminas são imersas em xileno e a cola Eukitt utilizada é tóxica (INRS, 2013).

Durante a leitura das lâminas, o risco químico era negligenciável, enquanto o risco biológico estava presente durante a leitura de lâminas de fluido citológico fresco.

Apesar de a introdução de relatórios ser considerada uma atividade administrativa, o risco infecioso e químico era justificado pela presença de lençóis sujos de sangue ou de formol.

Foram identificados outros riscos relacionados com o armazenamento e a eliminação de resíduos.

Constatámos a presença de lâminas partidas, o que expõe o pessoal de classificação ao risco de ferimentos.

A presença de produtos inflamáveis nas proximidades dos autómatos aumenta o risco de explosão ou de incêndio (INRS, 2013). O armazenamento de reservas e a eliminação de resíduos expõem o pessoal a riscos químicos e infecciosos. De acordo com a literatura, a presença destes riscos é evidente no laboratório de PCR, em particular o risco químico, dado que os produtos químicos utilizados são tóxicos e alguns deles são cancerígenos (Karami Mosafer et al., 2022) (INRS, 2013).

Além disso, existe o risco de infeção através da manipulação de tecidos frescos ou fluidos biológicos (Fritzsche et al., 2012).O nosso estudo mostrou a indisponibilidade de certas medidas de biossegurança, no entanto a ventilação esteve ausente até abril de 2023 devido a obras eléctricas. A ausência de ventilação evidencia a elevada concentração e o forte odor do formaldeído no ar.

A instalação do sistema de ventilação melhora a biossegurança no trabalho e aumenta a satisfação do pessoal.

O equipamento de proteção individual em falta eram luvas resistentes aos cortes, o que explica os repetidos incidentes de ferimentos (Fritzsche et al., 2012).

Apesar da disponibilidade de máscaras de filtragem química, a sua utilização foi limitada, o que está em conformidade com o estudo de Dervaux et al (2020), que mostrou que apenas 10% dos patologistas utilizavam máscaras químicas.

As luvas só estavam disponíveis num tamanho (grande), pelo que não eram adequadas para todo o pessoal, o que pode dificultar o trabalho.

A arquitetura do laboratório cumpria as normas, embora as diferentes unidades estivessem separadas umas das outras. A sala de receção situava-se à entrada do departamento e abria para a sala de macroscopia, o que encurtava o caminho percorrido pela amostra (INRS, 2013).

A aplicação do método 5S no laboratório de PCR ajudou a melhorar as medidas de biossegurança, de facto, este método proporcionou um espaço de trabalho limpo, bem organizado e seguro, eliminando ferramentas desnecessárias que representam uma fonte de risco (Drillaud et al., 2016).

O armazenamento do equipamento de dissecação minimizou o risco de ferimentos, enquanto o armazenamento de produtos inflamáveis longe de máquinas automáticas ou de outras fontes de calor e faíscas evitou o risco de explosão.

A limpeza das bancadas minimizou o risco de contacto da pele com produtos químicos e sangue, minimizando assim os riscos químicos e biológicos. Além disso, foram distribuídas brochuras ao pessoal do laboratório para sensibilizar para a importância da biossegurança no controlo e minimização dos riscos profissionais e foram afixados cartazes com informações e recomendações nas várias salas do laboratório. A fim de conhecer melhor os riscos do ponto de vista do pessoal exposto e da frequência da exposição, elaborámos e distribuímos um questionário. A taxa de participação foi de 95%, incluindo 9 médicos, 6 técnicos e 4 secretárias; as respostas ao questionário revelaram que o pessoal do laboratório está, portanto, muito exposto a produtos químicos; 73% dos participantes no questionário consideraram que o risco químico era o principal risco no laboratório, sendo os médicos os mais expostos; todos os médicos afirmaram que a frequência de exposição a produtos químicos era elevada por inalação.

Em termos de alergia, 73% do pessoal foi afetado, sendo a principal alergia a respiratória. Esta percentagem é superior à do estudo realizado por Fritzsche et al (2012) na Suíça, que mostrou que 34% do pessoal do laboratório de PCR foi afetado por alergia, o que pode ser explicado pela inalação forte e crónica de produtos químicos na ausência de sistema de ventilação no período anterior no departamento de PCR, bem como pela disponibilidade de medidas de biossegurança mais sofisticadas nestes países desenvolvidos. No entanto, a relação causal entre as várias alergias e o trabalho no laboratório não foi bem demonstrada.

Os outros problemas identificados pelo questionário foram as LME e os problemas de visão. De facto, 73% do pessoal referiu DME e 53% sofria de problemas de visão, o que está próximo dos resultados de Fritzsche et al (2012).

As perturbações da visão e as LME foram principalmente associadas à utilização prolongada do microscópio pelo médico e à atividade manual com o micrótomo pelo técnico (Fritzsche et al. 2012).

Em termos de formação do pessoal, apenas 15% do pessoal do laboratório tinha recebido formação em biossegurança. Esta percentagem continua a ser baixa em comparação com o estudo de Dervaux et al (2020), que revelou que cerca de 30% dos patologistas tinham recebido formação em biossegurança. A falta de formação do pessoal explica por que razão alguns funcionários desconheciam os três tipos de risco e por que razão algumas medidas de biossegurança individuais não eram cumpridas por alguns funcionários, o que exige um maior esforço de sensibilização.

De acordo com o nosso questionário, apenas 31% consideram que as medidas de biossegurança no laboratório são satisfatórias. Esta percentagem está em contradição com a de Dervaux et al (2020). Esta discrepância pode ser explicada pela falta de recursos financeiros para a implementação de medidas de biossegurança.

O nosso estudo é interessante pelos seus resultados. Sublinha a importância da avaliação dos riscos e inscreve-se na implementação de um sistema de gestão dos riscos no laboratório ACP para prevenir os riscos profissionais e minimizar o risco da sua ocorrência.

Por outro lado, o nosso estudo foi limitado no tempo, uma vez que um conhecimento aprofundado dos riscos exige mais tempo de avaliação. Por outro lado, a avaliação dos riscos químicos foi qualitativa, o valor-limite de exposição ao formaldeído não foi estudado e a ausência de um detetor para medir a concentração de formaldeído no ar impossibilitou um estudo quantitativo, bem como a dificuldade de determinar a gravidade de cada risco.

Por outro lado, no nosso trabalho, a melhoria das medidas de biossegurança baseia-se na sensibilização do pessoal e no método dos 5S, dada a impossibilidade de fornecer equipamento de biossegurança, que é da responsabilidade da direção e está limitado por um orçamento financeiro.

Um estudo mais longo permitirá, portanto, estudar o nexo de causalidade entre a exposição aos riscos profissionais e o desenvolvimento de problemas de saúde, e um estudo quantitativo será mais objetivo em termos dos resultados obtidos.

CONCLUSÃO E PERSPECTIVAS

O trabalho no laboratório de PCR expõe os profissionais a diferentes tipos de riscos químicos, físicos e biológicos (INRS, 2013). Esta situação levou-nos a avaliar os riscos profissionais, bem como as medidas de biossegurança no laboratório de PCR do hospital de Tunes.

O nosso estudo descritivo teve como objetivo identificar os vários riscos existentes no laboratório e avaliar as medidas de biossegurança de forma a implementar um sistema de gestão de riscos para a prevenção e controlo dos mesmos.O nosso estudo revelou que o risco químico era o mais frequente, dada a inalação crónica e diária de vapores de produtos químicos; este risco era importante na sala de macroscopia e coloração e não era negligenciável na receção e eliminação de resíduos. Os riscos biológicos estavam presentes nas áreas de receção, exame extemporâneo e de deposição de resíduos, e mesmo na área administrativa, onde eram utilizados lençóis manchados de sangue; os riscos físicos eram pouco significativos, não tendo sido registados incidentes graves.

O trabalho de PCR também expõe o pessoal a DME e a problemas de visão, o que pode ser explicado pela utilização de microscópios pelos patologistas, enquanto a atividade manual com o micrótomo foi a principal causa de DME entre os técnicos.

De acordo com a nossa observação, o serviço dispunha de medidas de biossegurança individuais (luvas, blusa, máscara de filtração química, óculos de proteção) e colectivas (sistema de ventilação, campânula de extração química), mas não dispunha de luvas resistentes aos cortes, de cartazes de identificação e de um estojo de primeiros socorros. Constatámos uma utilização limitada do equipamento de proteção individual, apesar da sua disponibilidade, devido à falta de formação do pessoal.

Os efeitos nocivos para a saúde causados pela formalina realçam a necessidade de substituir a formalina por outro agente de fixação, mas até à data nenhum fixador substituto conseguiu competir com a formalina em termos de qualidade, rapidez de penetração e relação custo-eficácia. Continua a ser o padrão de ouro com o custo mais baixo. (A impossibilidade de substituição realça a importância de melhorar as medidas de biossegurança. Um detetor que mede a concentração de formaldeído no ar é desejável para monitorizar os riscos químicos.

A automatização de técnicas manuais como a coloração e a microtomia pode ser uma forma eficaz de limitar os danos. Por outro lado, os serviços externos podem desempenhar um papel na segurança dos trabalhadores: a recolha de amostras num frasco bem fechado e numa embalagem secundária, bem como uma folha de pedido de exame limpa, são cruciais para a segurança do pessoal que trabalha na área da receção.

A utilização de um gravador de voz na fase de macroscopia e a subsequente redação do relatório protegem o pessoal administrativo dos riscos de contacto com folhas sujas de sangue ou de formalina.

Em conclusão, o estudo dos riscos profissionais no laboratório de PCR abre perspectivas para a implementação de uma estratégia de gestão de riscos específica para o laboratório de PCR.

REFERÊNCIAS

(Adyanthaya e Jose, 2013): Adyanthaya, S., & Jose, M. (2013). Aspectos de qualidade e segurança no laboratório de histopatologia. Jornal de patologia oral e maxilofacial: JOMFP, 17(3), 402.

(Alix, 2010): Alix, E. (2010). Novos fixadores em anatomia patológica.

(Andrion e Pira, 1994): Andrion, A., & Pira, E. (1994). What's new in managing health hazards in pathology departments. Pathology-Research and Practice, 190(12), 1214-1223.

(ANGED, 2012): MANUAL DE PROCEDIMENTOS PARA A GESTÃO DOS RESÍDUOS DE ACTIVIDADES PERIGOSAS PARA A SAÚDE na Tunísia 2012

(ASQ, 2009): ASQ(2009)Learning Lean 5S: Conhecimento sobre Qualidade (QPoK)

(Costa et al., 2008): Costa, S., Coelho, P., Costa, C., Silva, S., Mayan, O., Santos, L. S., ... & Teixeira, J.

P. (2008). Danos genotóxicos em trabalhadores de laboratórios de anatomia patológica expostos ao formaldeído. Toxicologia, 252(1-3), 40-48.

(d'Ettorre et al., 2017): d'Ettorre, G., Criscuolo, M., & Mazzotta, M. (2017). Gestão da poluição interior por formaldeído em departamentos de anatomia patológica. Trabalho, 56(3), 397-402.

(Dervaux et al., 2020): Dervaux, A., Vaysse, B., Doutrellot-Philippon, C., Couvreur, V., Guilain, N., & Chatelain, D. (2020, janeiro). Riscos ocupacionais entre patologistas: resultados de um inquérito francês. Em Annales de Pathologie (Vol. 40, No. 1, pp. 2-11). Elsevier Masson.

(Drillaud et al., 2016): N. Drillaud, A. Khalil, C. Siaka, L. Yin: 5S Biologie: un atout pour l'organisation des laboratoires Mastère NQCE, Master QPO Universitéde Technologie de Compiègne, 2015-2016

(Émile et al., 2012): Émile, E., Leteurtre, E., Guyétant, S., Gosselin, B., & Fléjou, J. F. (2012). Pathologie générale. Ensino de Matemática. Biopathologie tissulaire.

(Fritzsche et al., 2012): Fritzsche, F. R., Ramach, C., Soldini, D., Caduff, R., Tinguely, M., Cassoly, E.,... & Stewart, A. (2012). Riscos de saúde ocupacional de patologistas - resultados de um questionário online de âmbito nacional na Suíça. BMC saúde pública, 12(1), 1-12.

(Geradus, 2020): Geradus Blokdug (2020), diagrama de Ishikawa um guia completo edição 2020

(Harzli, 2021): Harzli, I. (2021). Aplicação à gestão do risco como parte da transição do sistema de gestão da qualidade da ISO 17025 v2005 para a ISO 17025 v2017: caso do laboratório MULTILAB na Tunísia. Journal of Business and Management Sciences, 9(3), 130-144.

(INRS, 2013): Guide pratique de ventilation 22_Laboratoire d'ACP_Version_2013-11-06-07.doc,INRS,2013

(Joshi et al., 2017): Joshi, S., Garg, D., & Jindal, V. (2017) MEDIDAS DE SEGURANÇA NO LABORATÓRIO DE HISTOPATOLOGIA: A.review IDA Ludhiana's Revista - leDentistryVol.1 número3

(Karami Mosafer et al., 2022): Karami Mosafer, A., Taheri, E., Bahrami, A., Zolhavarieh, S. M., & Assari, M. J. (2022). Comparação da avaliação do risco de formaldeído no pessoal do laboratório de histopatologia utilizando três métodos baseados nas abordagens da EPA dos EUA no oeste do Irão. International Journal of Occupational Safety and Ergonomics, 28(2), 1066-1076.

(Lisa, 2017): Lisa Amar Nacache(2017), Avaliação dos riscos tóxicos associados ao formaldeído em instalações de patologia. Medicina e patologia humana. 2017. ffdumas-01669289

(Ordre professionnel des technologistes médicaux du Québec, 2014) : Ordem profissional dos tecnólogos médicos do Quebeque (2014) GUIA DE ANATOMOPATOLOGIA

(OMS, 2006): Organização Mundial de Saúde. (2006). Biorisk management:Laboratory biosecurity guidance (No. WHO/CDS/EPR/2006.6). Organização Mundial de Saúde.

Referências Web

(ISO.org,a): https://www.iso.org/obp/ui/#iso:std:iso:31000:ed-2:v1:fr

(ISO.org,b): https://www.iso.org/obp/ui/#iso:std:iso:35001:ed-1:v1:fr

APÊNDICE

Questionário

No âmbito do meu projeto de dissertação intitulado "Gestão de riscos e biossegurança num laboratório de anatomia patológica e citologia", tenho o prazer de lhe enviar este questionário, composto por 13 perguntas em 2 páginas, com o objetivo de avaliar os diferentes tipos de risco e as medidas de biossegurança no laboratório.

Responda a estas perguntas NB: questionário anónimo

Tu és:

Secretária do médico-técnico

A sua antiguidade no serviço de anatomia patológica e citologia do hospital é :

Menos de 1 ano 1 a 5 anos mais de 5 anos

Conhece os 3 tipos de riscos possíveis no laboratório Anapath? Sim Não

Nomeá-los: .

Desde que trabalha no serviço, desenvolveu alguma alergia?

Sim alergia cutânea Não Sim alergia respiratória

Sim alergia ocular

Em relação ao seu posto de trabalho, desenvolveu:

Perturbações músculo-esqueléticas (dores nas costas, pescoço, ombros) Perturbações da visão (miopia, hipermetropia, etc.) Não

Com que frequência está exposto aos seguintes riscos químicos: (assinale a sua resposta)

*Nulo: nunca experimentou

*Moderado : uma ou duas vezes por mês

*baixo: uma ou duas vezes por ano

*alto: pelo menos uma vez por semana

NB: a mesma escala para as perguntas 7 e 8

	Frequência	Nenhum	Baixa	Moderado	Elevado
Exposição a produtos químicos por	Contacto com a pele				
	Contacto visual				
	Inalação				

Com que frequência está exposto aos seguintes riscos físicos: (assinale a sua resposta)

Frequência	Nenhum	Baixa	Moderado	Elevado
Lesões				
Queimadura				
Choque elétrico				
Deslizamento de parafina				
Incêndio				

Com que frequência está exposto aos seguintes riscos biológicos (infecciosos): (assinale a sua resposta)

Frequência	Nenhum	Baixa	Moderado	Elevado
Contacto com sangue ou outros fluidos biológicos				
Contacto com tecido solto				
Contacto com folhas sujas de sangue ou de outras substâncias fluido biológico				
Perfuração por uma agulha usada				

De acordo com o seu posto de trabalho, ordene os tipos de risco em função da sua frequência de exposição: (atribua um número de 1 a 3, do mais frequente ao menos frequente)

Riscos químicos

Riscos físicos

Riscos biológicos (infecciosos)

Recebeu formação sobre medidas de biossegurança no laboratório de anapatologia?

SimNão

Qual é a sua opinião sobre as medidas de biossegurança no laboratório? Não satisfatórias Não satisfatórias

Satisfatório Muito satisfatório

Quais das seguintes medidas de biossegurança estão disponíveis? Luvas de proteção respiratória Máscara de proteção respiratória Luvas resistentes ao corte Sistema de ventilação com campânula de extração química

Separação entre diferentes unidades laboratoriais cartazes de extintores de incêndio e kits de primeiros socorros

Qual é a sua opinião sobre a higiene e a limpeza do serviço?

Fraco Aceitável SatisfatórioMuito Satisfatório

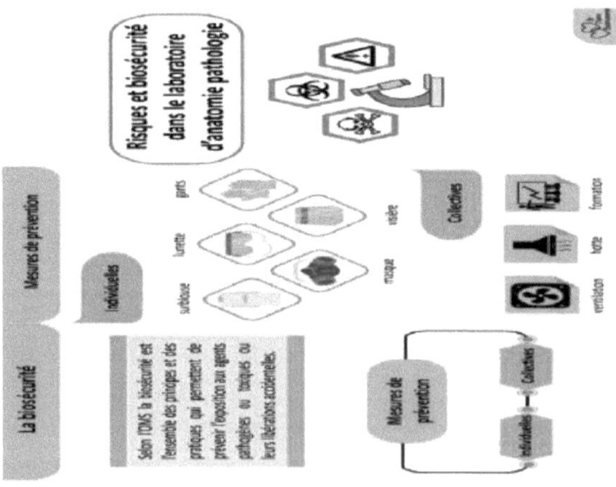

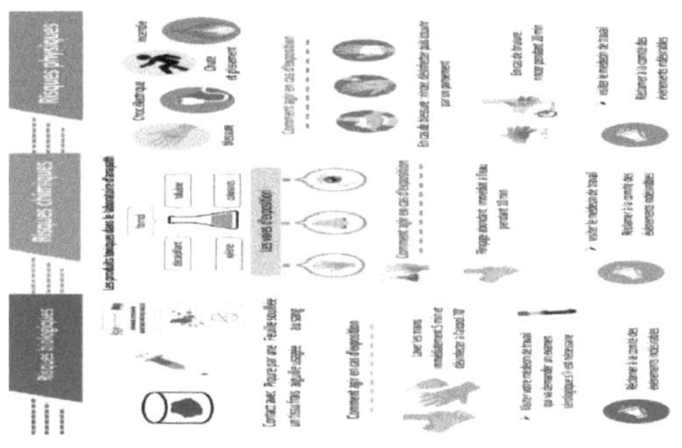

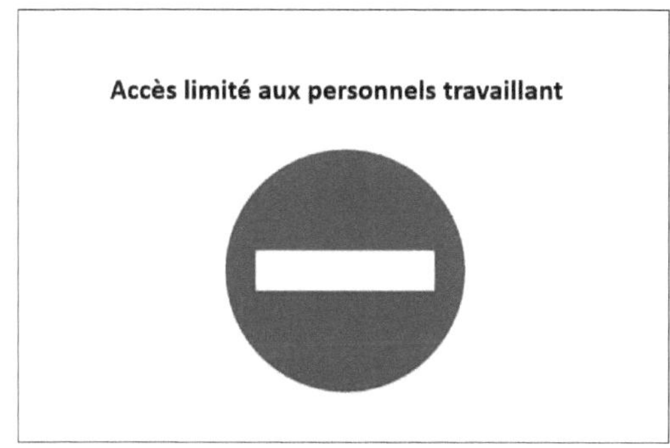
Accès limité aux personnels travaillant

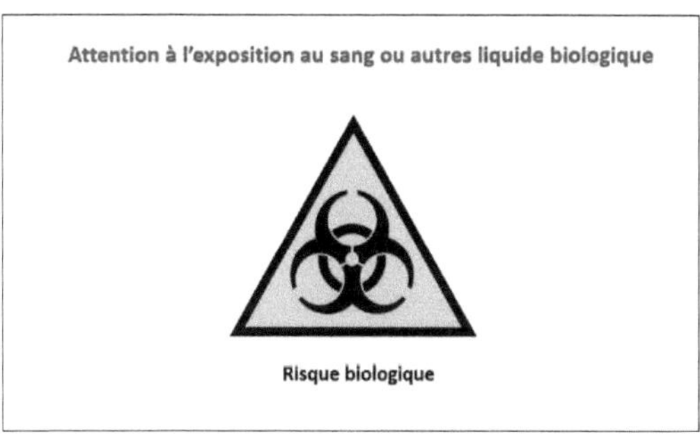
Attention à l'exposition au sang ou autres liquide biologique
Risque biologique

Dans la salle de macroscopie il est obligatoire de porter

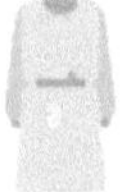

Une surblouse

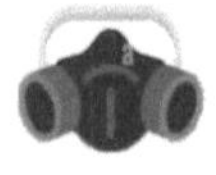

Un masque à filtration chimique

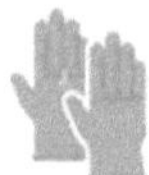

Des gants

Attention

❖ Le formol est :

Toxique

Carcinogène

Inflammable

❖ Le toluène, l'xylène et les décalcifiants sont:

Toxique

Inflammable

Combustible

Corrosif

Le montage des lames doit être obligatoirement sous hotte

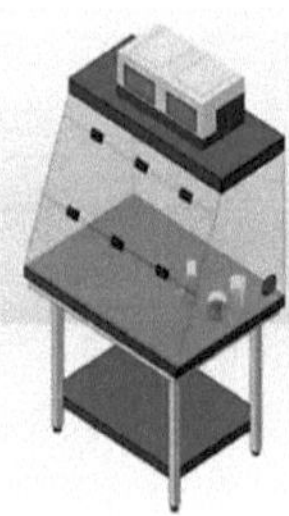

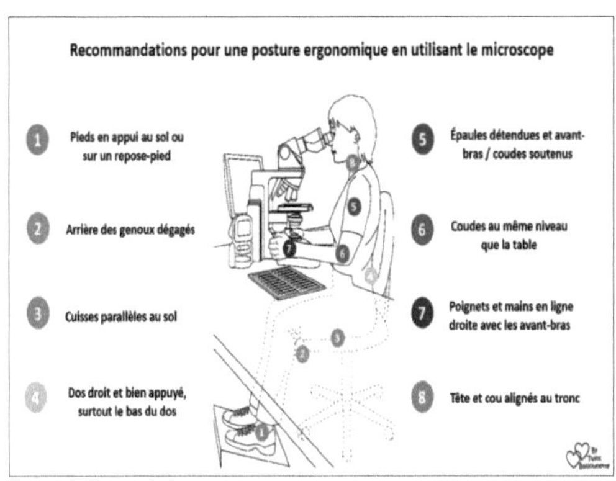
Recommandations pour une posture ergonomique en utilisant le microscope
1 Pieds en appui au sol ou sur un repose-pied
2 Arrière des genoux dégagés
3 Cuisses parallèles au sol
4 Dos droit et bien appuyé, surtout le bas du dos
5 Épaules détendues et avant-bras / coudes soutenus
6 Coudes au même niveau que la table
7 Poignets et mains en ligne droite avec les avant-bras
8 Tête et cou alignés au tronc

RESUMO

Apesar dos avanços tecnológicos, as actividades de PCR baseiam-se em métodos manuais e caracterizam-se pela manipulação de agentes infecciosos de risco e pela utilização extensiva de produtos químicos, o que expõe o pessoal do laboratório a riscos químicos, biológicos e físicos. Neste contexto, o objetivo do nosso estudo descritivo, observacional e prospetivo é determinar os vários riscos no laboratório de PCR e avaliar as medidas de biossegurança, a fim de implementar acções corretivas e preventivas. A gestão dos riscos é efectuada de acordo com o processo de gestão dos riscos da norma ISO 31000, aplicando o método 5M, que permite estudar os riscos, e o método 5S para a implementação de medidas de biossegurança. O nosso estudo indica que o risco químico é o mais frequente, tendo em conta a inalação crónica de vapores químicos, o risco biológico está presente na receção e no exame extemporâneo, enquanto o risco físico é pouco significativo e não foi registado nenhum incidente grave. De acordo com as nossas observações, as medidas de biossegurança estavam disponíveis no serviço, com exceção das luvas resistentes aos cortes, dos cartazes de identificação e da caixa de primeiros socorros.

Palavras-chave: *riscos, biossegurança, laboratório de anatomia patológica e citologia*

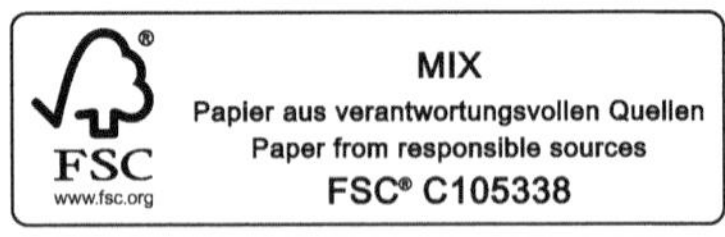

Printed by Books on Demand GmbH, Norderstedt / Germany